Rufus von Ephesos · Krankenjournale

Manfred Ullmann

Rufus von Ephesos
Krankenjournale

Herausgegeben,
übersetzt und erläutert
von

MANFRED ULLMANN

1978
OTTO HARRASSOWITZ
WIESBADEN

CIP-Kurztitelaufnahme der Deutschen Bibliothek

Rufus ⟨Ephesius⟩:
Krankenjournale / Rufus von Ephesos. Hrsg., übers. u. erl. von Manfred Ullmann. – Wiesbaden : Harrassowitz, 1978.
ISBN 978-3-447-01966-8
NE: Ullmann, Manfred [Hrsg.]

Kreuzberger Ring 7c–d, 65205 Wiesbaden, produktsicherheit.verlag@harrassowitz.de
 Gedruckt mit Unterstützung der Deutschen Forschungsgemeinschaft.

Inhaltsverzeichnis

Vorwort

Im Jahre 1971 habe ich einen Aufsatz über Yūḥannā ibn Sarābiyūn veröffentlicht[1], in welchem ich die verschiedenen Autoren, die den Namen Sarābiyūn (Serapion) oder ibn Sarābiyūn tragen, zu identifizieren versucht habe. Über Person und Werk des [ibn] Sarābiyūn ibn Ibrāhīm war mir damals noch nichts bekannt. Durch die Freundlichkeit des Keeper of Oriental Books an der Bodleian Library erhielt ich jedoch wenig später einen Film des Codex Huntingtonianus 461, der das *Kitāb al-Fuṣūl al-muhimma* enthält, als dessen Autor [ibn] Sarābiyūn ibn Ibrāhīm gilt[2]. Die Handschrift ist von Johannes Uri beschrieben worden[3], jedoch so knapp, daß man von ihrem reichen Inhalt nichts wissen konnte. Unter vielen anderen interessanten Texten entdeckte ich auf den Folia 38b 11 bis 50a 17 eine Sammlung von einundzwanzig klinischen Berichten, die der Überschrift zufolge „von Rufus und anderen antiken und modernen [Ärzten]" stammen sollen. Da die ersten fünf Berichte über Melancholie handeln, nahm ich zunächst an, daß ich Fragmente oder Exzerpte aus Rufus' Buch *De melancholia* vor mir hätte[4]. Als ich jedoch während zweier Kuraufenthalte in Badgastein in den Jahren 1972 und 1974 den ganzen Text abschrieb, übersetzte und durcharbeitete, stellte ich fest, daß die einundzwanzig Krankengeschichten eine Einheit bilden und als selbständiges Werk anzusehen sind. Im August 1974 berichtete ich über den Fund auf dem VII. Kongreß für Arabistik und Islamwissenschaft in Göttingen[5], und im Wintersemester 1975/76 behandelte ich den Text in Tübingen im Kolleg. Dabei konnte mein Schüler Dr. Riḍwān Sayyid Aḥmad einige wertvolle Vorschläge zur Textherstellung machen. Im August 1977 habe ich in Oxford das Original der Handschrift eingesehen, und danach war es mir vergönnt, die Edition fertigzustellen und das Manuskript des Buches abzuschließen.

Mein Dank gilt Herrn Dr. R. A. May vom Department of Oriental Books an der Bodleian Library, der mir die Erlaubnis zur Publikation des arabischen Textes er-

1 Yūḥannā ibn Sarābiyūn. Untersuchungen zur Überlieferungsgeschichte seiner Werke, in: Med. hist. J. 6, 1971, 278–296.

2 Zum Inhalt des Werkes s. p. 13 f.

3 Bibliothecae Bodleianae Codicum Manuscriptorum Orientalium ... Catalogus ... a Joanne Uri confectus, Pars prima, Oxonii 1787, p. 140, nr. 598.

4 Vgl. Manfred Ullmann, Die Natur- und Geheimwissenschaften im Islam (Handbuch der Orientalistik, hrsg. von Bertold Spuler, Erste Abteilung, Ergänzungsband VI, 2. Abschnitt), Leiden/Köln 1972, p. 456, Nachträge zu „Die Medizin im Islam" p. 73 nr. 5.

5 Die Krankengeschichten des Rufus von Ephesos, in: Akten des VII. Kongresses für Arabistik und Islamwissenschaft (Abhandlungen der Akademie der Wissenschaften in Göttingen, Phil.-Hist. Klasse, Dritte Folge Nr. 98, 1976), p. 364–371.

teilt hat, meinem Tübinger Kollegen, Herrn Prof. Dr. Heinz Happ, der eine Korrektur mitgelesen hat, der Deutschen Forschungsgemeinschaft, die durch die Gewährung eines Druckkostenzuschusses das Erscheinen des Buches ermöglicht hat, und meinem Verleger, Herrn Dr. Helmut Petzolt, der dem Buch eine Gestalt gegeben hat, die allen meinen Wünschen entspricht.

Tübingen, im April 1978 Manfred Ullmann

Abkürzungsverzeichnis

Alex. Trall. Alexander von Tralles. Originaltext und Übersetzung, von Theodor Puschmann, Bd. I. II, Wien 1878. 79

Diepgen Geschichte Paul Diepgen, Geschichte der Medizin. Die historische Entwicklung der Heilkunde und des ärztlichen Lebens, Bd. I, Berlin 1949

Dietrich Medicinalia Albert Dietrich, Medicinalia Arabica. Studien über arabische medizinische Handschriften in türkischen und syrischen Bibliotheken (Abhandl. d. Akad. der Wiss. in Göttingen, phil.-hist. Kl., Dritte Folge, Nr. 66), Göttingen 1966

D.-R. Ch. Daremberg et Ch. Émile Ruelle, Œuvres de Rufus d'Éphèse, Paris 1879

Flashar Antike Medizin Antike Medizin, hrsg. von Hellmut Flashar (Wege der Forschung Bd. 221), Darmstadt 1971

Flashar Melancholie Hellmut Flashar, Melancholie und Melancholiker in den medizinischen Theorien der Antike, Berlin 1966

Gärtner Fragen Hans Gärtner, Rufus von Ephesos, Die Fragen des Arztes an den Kranken (CMG, Suppl. IV), Berlin 1962

GAS Fuat Sezgin, Geschichte des arabischen Schrifttums, Bd. I ff., Leiden 1967 ff.

Ilberg Rufus Johannes Ilberg, Rufus von Ephesos, ein griechischer Arzt in trajanischer Zeit (Abhandlungen der Sächsischen Akademie der Wissenschaften, phil.-hist. Kl., 41, 1930, nr. 1), Leipzig 1930

b. ʿImrān Mālanḫūliyā Maq. fī l-Mālanḫūliyā li-Isḥāq b. ʿImrān, Ms. München 805 (fol. 89 b–120 b)

Maǧūsī Malakī K. Kāmil aṣ-ṣināʿa aṭ-ṭibbīya (al-Kitāb al-malakī) li-ʿAlī b. al-ʿAbbās al-Maǧūsī, Bd. I. II, Būlāq 1294

Med. hist. J. Medizinhistorisches Journal, Hildesheim

Puschmann zu Alex. Theodor Puschmann, Einleitende Abhandlung zu Alexander von Tralles, Bd. I, Wien 1878

Rāzī Ḥāwī K. al-Ḥāwī fī ṭ-ṭibb li-a. Bakr Muḥammad b. Zakarīyāʾ ar-Rāzī, Bd. 1–23, Ḥaidarābād 1374/1955 – 1390/1970 (2. Auflage Bd. 1 ff., Ḥaidarābād 1394/1974 ff.)

b. Sīnā Qānūn K. al-Qānūn fī ṭ-ṭibb li-a. ʿAlī b. Sīnā, Bd. I. II, Romae 1593

Temkin Falling Sickness Owsei Temkin, The Falling Sickness. A History of Epilepsy from the Greeks to the Beginnings of Modern Neurology, Second Edition, Revised, Baltimore a. London 1971

Ullmann Medizin Manfred Ullmann, Die Medizin im Islam (Handbuch der Orientalistik, hrsg. von Bertold Spuler, Erste Abteilung, Ergänzungsband 6, 1. Abschnitt), Leiden/Köln 1970

b.a.Uṣ. K. ʿUyūn al-anbāʾ fī ṭabaqāt al-aṭibbāʾ li-Muwaffaq ad-Dīn Aḥmad b. al-Qāsim al-maʿrūf bi-b. a. Uṣaibiʿa, ed. August Müller, Bd. I. II, Kairo-Königsberg 1882 – 84

WKAS Wörterbuch der klassischen arabischen Sprache. Unter Mitwirkung der Akademien der Wissenschaften in Göttingen, Heidelberg und München und der Akademie der Wissenschaften und der Literatur in Mainz hrsg. durch die Deutsche Morgenländische Gesellschaft, Bd. I, Wiesbaden 1970; Bd. II, Lieferung 1 ff., Wiesbaden 1972 ff.

Griechische Textausgaben sind durch die Namen der Herausgeber kenntlich gemacht. Eine Anzahl arabischer Quellen ist mit den Abkürzungen und nach den Ausgaben zitiert, die im *Wörterbuch der klassischen arabischen Sprache* verwendet werden.

Klammersystem

{ }	Wörter oder Passagen, die sowohl im Arabischen wie im Deutschen zu ergänzen sind, ohne daß in der Handschrift eine Lacuna *(bayāḍ)* vorliegt.
⟨ ⟩	Lacuna oder unverständliche Textstelle.
⟨gesehen⟩	Konjektur in einer Lacuna oder unverständlichen Textstelle.
[ ]	Erklärende Zusätze, die sich im Arabischen nicht finden, z. B. gesetzt zur Verdeutlichung der syntaktischen Struktur eines Satzes, des Sinnes eines Wortes; bisweilen mit „d. h." eingeführt.
( )	Zur Auswahl gestellte Übersetzungsmöglichkeit; bisweilen mit „oder", „bzw." eingeführt.

Der Codex Huntingtonianus 461

Kodikologie:

Rotbrauner, europäischer Ledereinband. Papiermaß: 23 × 16,3 cm. Schriftspiegel: 18,7 × 12,7 cm. Zeilenzahl: 19. Anzahl der Folia: 214 (die Handschrift beginnt mit fol. 2 und endet mit fol. 215). Es ist eine dreifache Foliierung vorhanden. Maßgeblich ist die mit Bleistift in der obersten linken Ecke angebrachte Zählung. Daneben läuft eine Zählung mit Tinte in arabischen Ziffern, die teilweise um eins differiert. Bisweilen (z. B. fol. 131) beträgt die Differenz fünf. Zwischen beiden Zählungen steht eine dritte in hebräischen (?) kursiven Buchstaben. Von fol. 171 an kommt nur noch die Bleistiftzählung vor. Die Seiten tragen keine Reklamanten, sind aber offensichtlich überall in der richtigen Reihenfolge gebunden.

Foll. 3–89 bestehen aus dickem, glattem, geschmeidigem, gelbbraunem orientalischem Papier. Diese Blätter sind im oberen und unteren Drittel mit je einem starken Loch perforiert. Diese Löcher sind bei der Beschriftung ausgespart worden. Die foll. 90–215 bestehen aus geringfügig heller gefärbtem, nicht perforiertem Papier. Die Handschrift ist gut erhalten. Anfangs sind die Ränder ausgebessert. Gelegentlich findet sich Wurmfraß, so z. B. im unteren Teil der foll. 39–51, wodurch einige Wörter des Rufus-Kapitels zerstört sind. Bisweilen kleine Schmutzflecken. Größere, dunkle Wasser- und Stockflecken finden sich auf den foll. 22–27, 51–53, 61–63, 97.

Braune Tinte. Kapitelüberschriften, Zwischentitel und Autorennamen in roter Tinte. Marginalien in schwarzer Tinte von anderer Hand. Klares, steiles, gut lesbares Nasḫī. Die diakritischen Punkte fehlen häufig. Vokalzeichen sind selten, Tašdīd ist relativ oft gesetzt. Kāf ist meist ohne den Gegenstrich als ك geschrieben. Rā᾽ trägt gelegentlich das Muhmal-Zeichen: رˇ. Sīn ist durch سٚ, Ḥā᾽ durch ح und ʿAin durch ع gekennzeichnet. Die Alif al-mamdūda ist ohne Hamza, jedoch mit Madda geschrieben, z. B. الاطبآ *al-aṭibbā᾽* und المآ *al-mā᾽*. Das Ende eines Abschnittes ist gelegentlich durch ه bezeichnet. Die Marginalien geben stichwortartig den Inhalt des jeweiligen Textabschnittes an. Auf den foll. 102b, 103b und 104b sind einige Glossen interlinear, jedoch auf dem Kopf stehend, eingetragen.

Fol. 2, ein zusammengeklebtes Blatt, ist später ergänzt, um die offenbar stark beschädigten foll. 1 und 2 zu ersetzen. Das Blatt hat nicht die Perforationen der foll. 3–89; seine Tinte ist schwarz; der Duktus ist identisch mit dem der Marginalien. Auf fol. 2a steht der Titel, sich keilförmig verjüngend angeordnet. Er lautet: *Kitāb al-Fuṣūl al-muhimma fī ṭibb al-umma*[1] *ta᾽līf al-ḥakīm al-fāḍil wa-l-ǧahīr al-wāṣil ibn Šarābiyūn* [sic] *ibn Ibrāhīm al-mutaṭabbib ʿafā llāhu ʿanhu amīn*. Die Worte *Kitāb*

1 Sic! Zu lesen ist: *al-a᾽imma*, aber auch auf fol. 2b 11, wo der Titel wiederholt ist, steht *al-umma*.

bis *al-umma* sind rot, die übrigen schwarz, doch ist das Wort *ibn* nach *al-wāṣil* mit dünner, brauner Tinte geschrieben, offenbar also später nachgetragen. Demnach ist der Name des Autors als Sarābiyūn ibn Ibrāhīm anzusetzen.

Incipit fol. 2b 1: *Bi-smi llāhi r-raḥmāni r-raḥīm wa-huwa ḥasbī wa-niʿma l-wakīl. Al-ḥamdu li-llāhi bāsiṭi l-madḥūwāt wa-bāʿiṯi l-amwāt wa-munšiʾi l-ʿiẓāmi r-rufāt ilḫ.* Zeile 5: *Wa-baʿdu fa-hāḏā mā daʿati l-ḥāğatu ilā tadwīnihī wa-aṯbata l-ʿaqlu tahḏībahū wa-taṣdīfahū wa-tarṣīnahū min katbi fuṣūlin muhimmatin yantafiʿu bihā ṭ-ṭālibūna wa-yastanšiqu lahā r-rāġibūna fī ʿilmi ṭibbi l-abdān ilḫ.* Der Text bricht im 26. Kapitel auf fol. 215b mit den Worten ab: *Qurūḥu l-qaḍībi d-dāḫilatu. Dawāʾu l-qirṭāsi li-ḏālika: Ramādu l-qirṭāsi wa-šabbun muḥraqun wa-qalīmiyā muḥraqun maġsūlun.* Fol. 216 besteht aus anderem Papier. Das Blatt trägt verschiedene Besitzerstempel.

Die Handschrift ist Unicum. Sie enthält das *Kitāb al-Fuṣūl al-muhimma fī ṭibb al-aʾimma,* dessen Autor angeblich Sarābiyūn ibn Ibrāhīm ist. Über diesen Schriftsteller ist nichts bekannt. Ferdinand Wüstenfeld und Lucien Leclerc hatten vermutet, daß er mit Yūḥannā ibn Sarābiyūn, jenem Arzte des 9. Jh.s., identisch sei, aber das ist unmöglich, denn in dem Werk sind Autoren späterer Zeit wie Aḥmad ibn Muḥammad aṭ-Ṭabarī und ibn Sīnā zitiert. Doch auch die Annahme von Curt Peters[2], der Autor sei mit „ibn Sarābiyūn Junior" gleichzusetzen, kann nicht richtig sein, da die Existenz eines „ibn Sarābiyūn Junior" den größten Zweifeln unterliegt[3].

Ein bedeutender medizinischer Schriftsteller war Sarābiyūn ibn Ibrāhīm nicht. Sein Werk ist eine ganz und gar unoriginelle Kompilation. Vieles hat er aus dem *K. al-Ḥāwī* des Rāzī[4], aus dem *Qānūn* des ibn Sīnā und aus den *Muʿālağāt al-buqrāṭīya* des Aḥmad ibn Muḥammad aṭ-Ṭabarī abgeschrieben. Außerdem hat er einige alte und seltene Schriften im vollen Wortlaut übernommen, worauf sogleich im Rahmen des Inhaltsverzeichnisses hingewiesen werden soll. Die Krankheiten sind meist gar nicht beschrieben oder definiert. Der Autor beschränkt sich im wesentlichen auf therapeutische Ratschläge, und zum größten Teil sind Rezepte von zusammengesetzten Heilmitteln (*maʿāğīn, ḍimādāt, saʿūṭāt, naṭūlāt, naqūʿāt* usw.) angegeben. Sechs dieser Rezepte[5] stammen aus der Feder des abū Māhir Mūsā ibn Sayyār, der der Lehrer des Ṭabarī und des Mağūsī war[6]. Er hat, nach ibn abī Uṣaibiʿa (I 236,27 f.), eine Abhandlung über den Aderlaß sowie Nachträge zu einem Lehrbuch des Isḥāq ibn Ḥunain geschrieben, aber beide Schriften sind verloren. Um so wertvoller sind diese Rezepte, die vermuten lassen, daß er auch ein Dispensatorium geschrieben hat. Bei sechs weiteren Rezepten, die für Erkrankungen der inneren Organe gedacht sind[7], ist gesagt, daß „die Ḥarrānier" sie zusammengestellt hätten. Auch hier darf man vielleicht annehmen, daß

2 Le Muséon 55, 1942, 142.

3 Ullmann Medizin 283 f.

4 Da der Huntingtonianus 461 im ganzen einen recht zuverlässigen Text bietet, kann aus diesen Zitaten die Ḥaidarābāder Edition des *K. al-Ḥāwī* an vielen Stellen emendiert werden.

5 Fol. 133 b 5–11; 136 a 11–b 3; 138 a 8 f.; 145 b 12–146 a 2; 193 b 6–10; 194 a ult. – b 2.

6 Ullmann Medizin 140; GAS III 307; 320.

7 Fol. 133 b 12–134 a 2; 134 a 2 ff.; 134 a 8–17; 135 a, –3 f.; 193 b, –5 ff.; 197 b 8 ff.

eine Gruppe von Ärzten aus Ḥarrān, griechischen Mustern folgend, ein Dispensatorium verfaßt hatte.

Die *Fuṣūl al-muhimma* haben ursprünglich 43 Kapitel bzw. Abschnitte *(fuṣūl)* umfaßt, die folgenden Themen gelten:

1. Abschnitt (fol. 5 a 8 ff.): Kopfschmerz, Schweregefühl im Kopf, Schwindelgefühl.
2. Abschnitt (fol. 12 a 3 ff.): Phrenitis, Geschwülste des Gehirns, die verschiedenen Arten des Deliriums, Wahnsinn, Lykanthropie, Vergeßlichkeit, Melancholie.
3. Abschnitt (fol. 19 a 3 ff.): Lethargie, Karos, komatöse Zustände.
4. Abschnitt (fol. 20 b 5 ff.): Apoplexie und Epilepsie.
5. Abschnitt (fol. 22 b 5 ff.): Halbseitige Lähmung, Paralyse, Zittern.
6. Abschnitt (fol. 25 a paen. ff.): Fazialislähmung, Spasmen, Tetanus.
7. Abschnitt (fol. 27 a, –3 ff.): Augenleiden.
8. Abschnitt (fol. 35 a 5 ff.): Ohrenleiden.
9. Abschnitt (fol. 38 b 11 ff.): Krankengeschichten von Rufus, s. unten p. 15 ff.
10. Abschnitt (fol. 50 a paen. ff.): Erkrankungen der Nase.
11. Abschnitt (fol. 52 a paen. ff.): Erkrankungen der Zähne. Der Abschnitt beginnt mit der *Maqālat Ḥunain ibn Isḥāq fī Ḥifẓ al-asnān wa-l-li̱ta wa-stiṣlāḥihā,* die im vollständigen Wortlaut mitgeteilt ist. Vgl. Rainer Degen, Eine weitere Handschrift von Ḥunain ibn Isḥāqs Schrift über die Zahnheilkunde, in: Annali dell'Istituto Orientale di Napoli 36 (N. S. 26), 1976, 236–243.
12. Abschnitt (fol. 66 b, –4 ff.): Erkrankungen des Mundes, des Gaumens, der Zunge, des Zäpfchens, der Kehle und die verschiedenen Arten der Angina.
13. Abschnitt (fol. 74 b 10 ff.): Affektionen der Atmung und der Stimme, Atemnot, Asthma, Schnupfen, Husten. Im Verlauf dieses Kapitels ist fol. 78 b, –3 bis 80 b 7 das Gutachten des Muḥammad ibn Zakarīyā᾽ ar-Rāzī über die Allergie gegen Rosen, an der abū Zaid Aḥmad ibn Sahl al-Balḫī gelitten hat, im vollen Wortlaut mitgeteilt. Vgl. Friedrun R. Hau, Razis Gutachten über Rosenschnupfen, in: Med. hist. J. 10, 1975, 94–102; eadem, *Taqrīr ar-Rāzī ḥaul az-zukām al-muzmin ʿinda tafattuḥ al-ward,* in: Journal for the History of Arabic Science 1, 1977, 57–66. Zu weiteren Handschriften vgl. GAS III 287 nr. 24. Darauf folgt fol. 80 b 9–81 a 8 ein längeres Zitat aus der *Maqāla fī l-Iḥtirās min an-nazla* des Qusṭā ibn Lūqā. Auch hier geht es um einen allergischen Schnupfen, den der Rosenduft verursacht, ein Leiden, das der Kalif al-Mutawakkil hatte.
14. Abschnitt (fol. 83 a 7 ff.): Erkrankungen der Brust und Lunge, Auswurf von Blut und Eiter, Seitenstechen, Erkrankungen des Zwerchfells.
15. Abschnitt (fol. 91 a 1 ff.): Herzkrankheiten. Dieser Abschnitt beginnt mit der *Risāla fī l-Adwiya al-qalbīya* des ibn Sīnā, die im vollen Wortlaut mitgeteilt ist.
16. Abschnitt (fol. 122 a 6 ff.): Erkrankungen der Brüste.
17. Abschnitt (fol. 122 b, –5 ff.): Erkrankungen der Speiseröhre und des Magens.
18. Abschnitt (fol. 139 a 3 ff.): Diarrhöe und Dysenterie.
19. Abschnitt (fol. 151 b 12 ff.): Kolik und Bauchgrimmen. Der Abschnitt beginnt mit der *Risāla fī l-Qaulanǧ* des Muḥammad ibn Zakarīyā᾽ ar-Rāzī, die im vollen Wortlaut mitgeteilt ist (vgl. dazu Ullmann Medizin 134 und GAS III 286 nr. 14).

20. Abschnitt (fol. 178 b 10 ff.): Hämorrhoiden und Erkrankungen des Anus.
21. Abschnitt (fol. 180 b 11 ff.): Abführmittel und Brechmittel.
22. Abschnitt (fol. 182 b 14 ff.): Leberleiden, Ikterus, Wassersucht.
23. Abschnitt (fol. 194 b 11 ff.): Milzleiden.
24. Abschnitt (fol. 198 a 11 ff.): Krankheiten der Nieren, der Blase und der Harnwege.
25. Abschnitt (fol. 204 a, –3 ff.): Erkrankungen des Uterus, Geburt, Menses, Schwangerschaft.
26. Abschnitt (fol. 214 b 3 ff.): Krankheiten der männlichen Geschlechtsorgane. Der Text bricht fol. 215 b ult. mit den Worten *wa-qalīmiyā muḥraq maġsūl* ab. Es dürften etwa zwei Fünftel des Werkes fehlen. Die übrigen Abschnitte hatten nach dem Inhaltsverzeichnis fol. 3 b–5 a folgende Überschriften:
27. Abschnitt: Geschlechtsverkehr nebst der Abhandlung des Muḥammad ibn Zakarīyāʾ ar-Rāzī über dieses Thema (vgl. dazu Ullmann Medizin 194; GAS III 285).
28. Abschnitt: Rhagaden, Hydrozele.
29. Abschnitt: Mittel, die den Körper fett bzw. mager machen und die die atrophierten Glieder wiederherstellen.
30. Abschnitt: Gelenkschmerzen, Podagra, Ischias, Rückenschmerzen nebst der Abhandlung des Muḥammad ibn Zakarīyāʾ ar-Rāzī über dieses Thema (vgl. dazu GAS III 288), Extraktion von Dornen und Pfeilspitzen.
31. Abschnitt: Geschwülste, Exanthemata, Abszesse, Skrofulose, Elephantiasis, Medinawurm und dergleichen.
32. Abschnitt: Wunden, Fisteln, Blutungen.
33. Abschnitt: Pickel auf der Kopfhaut und im Gesicht. Mittel, die Vitiligo und Lepraflecken beseitigen.
34. Abschnitt: Quetschungen, Frakturen, Luxationen.
35. Abschnitt: Haut- und Haarerkrankungen, Kosmetik, Masern und Pocken, Erkrankungen der Nägel.
36. Abschnitt: Oral zugeführte Gifte.
37. Abschnitt: Bisse und Stiche giftiger Tiere.
38. Abschnitt: Die verschiedenen Fieberarten.
39. Abschnitt: Krisen, Prognose, Uroskopie.
40. Abschnitt: Diät der Rekonvaleszenten.
41. Abschnitt: Aderlaß und Blutentzug durch Schröpfen und Blutegel.
42. Abschnitt: Hygiene, rechtes Maß im Essen und Trinken, „the six non-naturals", Kinderkrankheiten und Diät der Greise aus dem Buch des Rufus (vgl. Manfred Ullmann, Die Schrift des Rufus „De infantium curatione" und das Problem der Autorenlemmata in den „Collectiones medicae" des Oreibasios, in: Med. hist. J. 10, 1975, 165–190)[8].
43. Abschnitt: Heilmittel und ihre Wirkungen.

8 Nach dem Zeugnis des abū l-Ḫair al-Ḥasan ibn Suwār hat Ḥunain ibn Isḥāq aufgrund der Materialien des Galen und Rufus in syrischer Sprache ein *K. Tadbīr al-mašāyiḫ* in Frage- und Antwortform verfaßt, s. b. a. Uṣ. I 323,13 ff.

Der neunte Abschnitt des Codex

Der neunte Abschnitt (fol. 38b 11–50a 17) des Werkes trägt die Überschrift: *Al-Amṯila wa-l-muʿālaǧāt al-ǧuzʾīya li-Rūfus wa-ġairihī mina l-aṭibbāʾi l-qudamāʾi wa-l-muḥdaṯīna*[9] „Beispiele und ins einzelne gehende (partikuläre) Behandlungsmethoden von Rufus und anderen antiken und modernen Ärzten". Dieses Stück, das 21 klinische Berichte[10] enthält, stellt sich also als eine Sammlung dar, als eine Kompilation, in der die Erfahrungen von mindestens vier verschiedenen Ärzten aus verschiedenen Zeiten zusammengefaßt sind. Prüft man den Inhalt, so erscheint es jedoch als sehr zweifelhaft, ja als unmöglich, daß ein Teil dieser Berichte nicht von Rufus, dem allein namentlich genannten Autor, sondern von anderen Ärzten stammen solle. Die ganze Sammlung ist nämlich eine Einheit, wie die systematische Anordnung der Krankengeschichten, ihre Verknüpfung untereinander, bestimmte sprachliche Formulierungen und inhaltliche Übereinstimmungen erkennen lassen. Die Anordnung basiert offensichtlich auf einem System, das aus folgender Übersicht zu ersehen ist:

Nr. 1–4: Melancholie.
Nr. 5: Quartanfieber mit melancholischen Symptomen.
Nr. 6–8: Phrenitis.
Nr. 9–13: Lethargie.
Nr. 14–16: Epilepsie.
Nr. 17: Paralyse.
Nr. 18: Gelenkschmerzen (Podagra bzw. Arthritis).
Nr. 19–21: Angina.

In der Sammlung sind also vor allem Krankheiten des Geistes und der Nerven beschrieben. Ihnen folgen ein Bericht über Gelenkschmerzen und drei über Angina, d.h. alle Berichte mit Ausnahme des 18. bleiben thematisch im Bereich des Kopfes und Halses.

Damit ist auch schon etwas über die Verknüpfung der Geschichten untereinander gesagt. Wenn es in nr. 2 und 3 am Anfang heißt: „Ich kenne einen anderen Menschen", so ist der Bezug zu der jeweils vorausgehenden Geschichte hergestellt. In nr. 19 führt der Arzt einen Aderlaß bis zur Ohnmacht des Patienten durch, der daraufhin stirbt, und in nr. 20 rät er einem Kollegen, die gleiche Maßnahme zu vermeiden. Am deutlichsten aber kommt die Einheit der Sammlung in sprachlichen Formulierungen und inhaltlichen Übereinstimmungen zum Ausdruck: Eine wörtliche Rede kehrt in fast derselben Formulierung in 6,8, 19,3 und 21,4 wieder. Gleiche oder ähnliche sprachliche Wendungen finden sich auch an folgenden Stellen:

9 So nach meiner Emendation. Die Handschrift hat: *wa-ġairihī li-l-qudamāʾi wa-l-muḥdaṯīna.*

10 In der Geschichte nr. 15 sind zwei Patienten vorgestellt, so daß die Sammlung eigentlich 22 Krankengeschichten umfaßt.

āla amruhū ilā l-ǧunūni 3,9: *āla bihi l-amru ilā ṣ-ṣarʿi* 16,3.
waǧada rāḥatan: 7,11; 21,5.
inṭafaʾat ʿanhu l-ḥummā 1,17: *inṭafaʾati l-ḥarāratu* 7,17.
fa-hadaʾa wa-baraʾa 4,4: *fa-sakana wa-baraʾa* 8,23.
baraʾa burʾan tāmman 1,22; 2,15: *baraʾat burʾan tāmman* 17,20.
fī ṯalāṯati arbaʿati ayyāmin 1,2: *kulla ṯalāṯati arbaʿati ayyāmin* 14,27.
quwwatuhū kānat qawīyatan 1,18; 21,18.
qawiya raǧāʾī 13,9; 21,14.

Der Inhalt der Stücke ist homogen, denn überall liegen dieselben physiologischen und pathologischen Konzeptionen zugrunde, wie unten p. 26ff. des näheren ausgeführt ist.

Wie ist dann aber die Überschrift zu verstehen? Es ist möglich, daß mit den „anderen Ärzten", von denen da die Rede ist, nur die Kollegen des Rufus gemeint sind, die Rufus in mehreren dieser Krankengeschichten auftreten läßt[11]. Und wenn es heißt: „andere antike und moderne Ärzte", so könnte das ein Versehen des Kompilators oder eines Kopisten sein, dem die beliebte *figura per merismum* in die Feder geflossen ist. Es ist jedoch auch denkbar, daß der Kompilator der *Fuṣūl al-muhimma* nur den Anfang einer weit umfangreicheren Sammlung in sein Werk aufgenommen hat. Wir haben ja oben gesehen, daß in den 21 Geschichten fast nur von den Krankheiten des Kopfes die Rede ist. Die ursprüngliche Sammlung könnte auch Geschichten enthalten haben, in denen der Verlauf der Krankheiten anderer Organe geschildert war; die Berichte könnten durchaus *a capite usque ad calcem* angeordnet gewesen sein. Und dabei wäre es ja möglich, daß in dieser größeren Sammlung auch andere Ärzte zu Wort gekommen wären. Darüber kann man nur Vermutungen anstellen, aber mit Sicherheit kann man sagen, daß die vorliegenden 21 Krankengeschichten aus der Feder eines Arztes stammen müssen.

Daß der Text griechischen Ursprungs ist, ist evident. Liest man die Berichte, so fallen sofort die langen Perioden und Schachtelsätze auf[12]. Es sind syntaktische Fügungen, die im Arabischen sonst nicht begegnen, die im Griechischen dagegen nicht ungewöhnlich sind. Einen besonders langen und verunglückten Schachtelsatz hat sich Rufus in seinem Buch über die Fragen des Arztes[13] geleistet. In den Krankengeschichten sind sodann 85 einfache Heilmittel genannt. Sie alle sind aus der Antike bekannt und sind bei Dioskurides, Rufus, Galen, Alexander von Tralleis und anderen belegt. Aber es kommt keine der vielen Drogen indischen Ursprungs vor, die die arabischen Ärzte schon seit dem 9. Jh. so gerne verschreiben[14]. Drittens begegnen hier Ausdrücke, die sich unmittelbar als Lehnübersetzungen zu erkennen geben. Der Ausdruck *ṣiġaru*

11 Vgl. 8,1; 9,5; 10,5.17 usw., s. das Glossar s. v. *ṭabīb* in der Rubrik „Berufe". In der Geschichte nr. 4 tritt Rufus überhaupt nicht selbst auf, sondern er erstattet nur über die Maßnahmen zweier anderer Ärzte Bericht.

12 Vgl. 9,6.7.24; 11,12; 14,6; 16,6–7; 17,5; 18,9; 21,18.

13 Quaest. med. § 72 (p. 46,14ff. Gärtner).

14 So zum Beispiel ʿAlī ibn Rabban aṭ-Ṭabarī in seinem 850 vollendeten *Firdaus al-ḥikma*.

في اصول الحيطان الندية والجوار وهي بيض كثيره الارجل مستدير صحاح
اذا امسستها تتحجر عشره اسبن مغلي بما الحر حتي تتهرى عشرين
سلخ الحيه المغسوله بالخل المحققه وحاصيته سلخ الافاعي خمسه دراهم
بول الجمل الاعرابي والثور والخنزير مجففه خمسة دراهم ورق
الدفلى المغلي بدهن الغار بعد الدق عشره بزر الحلو وقشور اصل الكبر وان
وجد عصارته خمسه حبه شهدانج مصري وهيبد مقشر
مغلي بالخل ثم يلين الساعة عشره صمغ البطم خمسه مغره خمسه
دراهم ليبلغ عشرين بزر الحنا وزن ماده خمسه خمسه شحم
عشره زجاج شامي محرق حتى يصير هو والقطران رماد السمك
ما ينبغي منها ويذوب ويعقد في العمل بالعسل الابيض المنزوع الرغوه
عقدا لينا

الفصل التاسع

في الامثلة والمعالجات الجزئية لروفس
وغيره للقدماء والمحدثين تخرج
ويستفاد قوانين كلية نافعة جدا

حكاية لروفس في علاج رجل من الماليخوليا ٤

قال وقد رايت انا ماليخوليا عرض لانسان بسبب مرض كان في
طحاله ولم يكن فيه ورم لعسر تدبيره بل كان يحس فيه بغم فقط وهيجان
مثل دبيب النمل وكان من ابناء ثلثين سنه وكان عرض له قديما مرض في
امعايه من اخلاط لزجه حبست طبيعته ولا يجيب الا في ثلثه
اربعة ايام وذلك باخذ ما يلين البطن او بحقنه يحقن بها فاذا اخذ شيا
من ذلك خرج منه اجسام محترقه واخلاط غليظه وان لم يبادر الى
تليين البطن وقع في القولنج وطلب مني ما يلين طبيعته ولانها لم ينتفع بالملينات
التي اخذها كثيرا امرت له اسقيلا معموسا بالعسل كما يتخذ للمصروعين
كان يستعمله كل يوم مرة فلما وجده نافعا يقطع لزوجة البلغم ادمن استعماله
كان يستعمله في اليوم مرتين ثلثه فلما جرى على ذلك قريب من سنه شكا
الى لذعا يجده في طحاله فجسسته فلم يكن فيه ورم فامرته بترك اخذ ما
العنصل واخذ القرطم مع التين بدله ومرة طبيخ مع السلق
والكرنب والعدس فاستعمل هذا فلم يسكن ذلك اللذع بل زاد ولما ظننت
انه تولد فيه من ادمان ذلك الدوا خلط حاد دفعت اليه افتيمون كثيرا
مع بسفايج وقليل سقمونيا لان طبيعته لم تكد تجيب الا بجهد واقوى
ومع جهد انحلت طبيعته شي يسير وامرته ان يستعمل من الغذا اللين
مع الادهان فوقع عشي في الحمى وفي الماليخوليا من الغذا الا انه كان
لا يدوم يوم ففصدته في اليوم الثاني لان غذاه لم يكن انهضم في اليوم الاول
بسبب حماه وسهره وكذلك استعمل حماما فاتر طفيته مسكنه على
طحاله وساير بطنه وعند ما يسكن اعراض الماليخوليا فيستلوا لذعا في
طحاله مع ارتفاع الى فوق فلما فصدته في غد ذلك اليوم من العرق الذي على
الكعب الايسر استفرغت منه دما كافيا سكن اللذع قليلا ولما اثنيت
له في اليوم الثاني انطفات عنه الحمى وسكن اللذع واعراض الماليخوليا

ماء العنصل
ما يلين البطن المتحجره

ملين القرطم والسلق

اخر

n-nafasi (16,3) „die Kleinheit des Atems" entspricht dem griechischen μικρὸν γίνεται τὸ πνεῦμα bei Galen. De difficultate respirationis III 5 (Bd. VII 910,1 Kühn). Das *annahū* in 2,17 setzt wohl ein griechisches ὅτι voraus. Die Wendungen *min fauqu wa-min asfala* (8,11) und *min fauqu ilā asfala* (9,26) sind offensichtlich aus ἄνω τε καὶ κάτω entstanden, einem Ausdruck, der bei Galen. Comment. in Hipp. De medici officina III 34 (Bd. XVIII B 910,10 Kühn/82,20 Lyons) mit *ilā fauqu au ilā asfala* wiedergegeben ist. Schließlich ist in der 20. Krankengeschichte Erasistratos genannt. Es geht dort um eine schwere Angina, die als unheilbar galt. Nur Erasistratos, so sagt unser Autor, habe einmal erlebt, daß ein Mann mit dem Leben davonkam, und zwar sei er durch einen Aderlaß gerettet worden. Nun ist es sicher, daß die Schriften des Erasistratos von Keos nicht ins Arabische übersetzt worden sind[15]. Ein Araber konnte den Erasistratos also nicht unmittelbar zitieren; er konnte nur das von ihm wissen, was Rufus[16], Galen, Oreibasios und andere über ihn mitteilen. Aber der Fall der Angina ist ein neues Testimonium für Erasistratos, das sich weder bei Galen, noch bei einem anderen antiken Arzt findet[17]. Damit ist eindeutig erwiesen, daß der Autor dieser Krankengeschichten kein Araber gewesen sein kann.

Wir können unsere Untersuchung somit auf die Frage einengen, ob Rufus tatsächlich der Autor war, wie die Überschrift es behauptet. Für seine Autorschaft lassen sich in der Tat eine ganze Reihe von Indizien vortragen[18]:

Krankengeschichten sind in Rufus' Werken nichts Ungewöhnliches. Er liebt es, solche Berichte zur Illustration in seine theoretischen Erörterungen einzuflechten. Man kennt bereits die folgenden Fälle:

1. Ein Gelehrter und ein Weinbauer verlieren das Gedächtnis infolge von zu großer Anstrengung: De defectione memoriae, bei Aetius Amid. VI 23 (Bd. II 161,11 ff. Olivieri) = Fragm. 75,11 (p. 365,9 ff. D.-R.).
2. Der Genuß roher Eier verschafft einem Steinleidenden Linderung der Schmerzen: Über Steinleiden, bei Alex. Trall. II 485,6 ff. = Fragm. 96,7 (p. 414,3 D.-R.).
3. Rufus entfernt einen Stein, der bei einem Manne im Penis steckengeblieben war, mit einer schmalen Pincette: De renum et vesicae morbis 3,16.17 (p. 27,4 ff. D.-R.).
4. Ein Melancholiker, der wähnt, er habe keinen Kopf, wird durch einen bleiernen Helm geheilt: De melancholia, s. Flashar Melancholie p. 99.
5. Kleon von Magnesia stirbt an Apoplexie: De podagra 27,12 f. (p. 278,4 ff. D.-R.), auch überliefert bei Rāzī Ḥāwī 11,219,6 f.
6. Ein Mann bekam eine Apoplexie, kam aber durch Anwendung von Klistieren mit dem Leben davon: De podagra 27,14 (p. 278,8 ff. D.-R.), auch überliefert bei Rāzī Ḥāwī 11,219,7 f.
7. Ein Mann hatte Lust zum Beischlaf, bei der Ejakulation kam aber nur ein Wind heraus: De venereis, bei Rāzī Ḥāwī 10,314,15–17.

15 Ullmann Medizin 69; GAS III 53 f.

16 D.-R. 184,15; 185,2; 284,2; 466,23; 608,1.

17 Nach mündlicher Auskunft von Prof. Dr. Heinrich von Staden, Yale University.

18 Daß es zu einigen dieser Indizien auch Gegenbeispiele, d. h. analoge Erscheinungen bei Galen, Alexander und anderen Ärzten, gibt, ist selbstverständlich.

8. Ein junger Milesier ejakuliert Sperma im Schlaf, aber nicht im Beischlaf: De venereis, bei Orib. Coll. med. 6,38,27 ff. (Bd. I 192,5 ff. Raeder), auch überliefert bei Rāzī Ḥāwī 10,314 paen. – 315,2.

9. Ein von Krampfadern Geheilter bekommt später Dysenterie: De translatione morborum, bei Orib. Coll. med. 45,30,52 (Bd. III 195,21 ff. Raeder).

10. Der Ringkämpfer Myron aus Ephesos stirbt in Krämpfen, nachdem er einen warnenden Traum gehabt hatte: Quaest. med. 29 f. (p. 34, 18 ff. Gärtner).

11. Jemand bekommt Nasenbluten nach einem Fiebertraum, in welchem ihn ein Neger gewürgt hatte: Quaest. med. 31 (p. 34,26 ff. Gärtner).

12. Ein Patient bekommt Wassersucht nach einem Traum, in welchem er im Kaÿstros-Fluß schwamm: Quaest. med. 32 (p. 36,1 f. Gärtner).

13. Eine Frau erkrankt an Hydrophobie, nachdem sie mit ihrem Mann verkehrt hatte, der an diesem Leiden starb: Quaest. med. 47 f. (p. 40,13 ff. Gärtner).

14. Ein Samier erhält eine Kopfwunde durch einen Steinwurf: Quaest. med. 57 f. (p. 42,15 ff. Gärtner).

15. Ein Ägypter leidet am Medinawurm (Dracunculus medinensis): Quaest. med. 67 ff. (p. 44,25 ff. Gärtner).

In diesen Berichten findet sich nun einleitend des öfteren die Wendung οἶδα γοῦν τινα[19]. Dieselbe Formel steht am Anfang der arabischen Geschichten nr. 2 und 3: *wa-aʿrifu insānan āḫara*[20]. Wenn Rufus seinen ärztlichen Rat erteilt oder eine Anordnung trifft, so sagt er: κελεύω, ἐκελεύσαμεν und ähnliches[21]. In den arabischen Berichten heißt es sehr oft *amartuhū an* …, *amartuhū bi-* …, *amarnāhu bi-an* … usw.[22] Nach Gärtners Feststellung[23] verwendet Rufus für gewöhnlich den Begriff σύμπτωμα, selten das Wort σημεῖον. Dementsprechend kommt in unseren Berichten *ʿaraḍ* mit Plural *aʿrāḍ* vierzehn Mal vor (s. das Glossar), *ʿalāma* dagegen nur zweimal (6,5 und 12,1). Die Ausdrücke *waqaʿa fī l-qaulanǧ* (1,3), *waqaʿa fī l-ḥummā* (1,12), *yaqaʿu fī s-sirsām* (7,5) und *waqaʿa fī līṯarġus* (9,3; 10,6; 11,2) können am ehesten als Lehnübersetzungen erklärt werden. Bei Rufus heißt es einmal εἰς δυσεντερίαν ἐμπεσών[24].

19 Gärtner Fragen p. 92 Anm. 2.

20 Allerdings ist diese Ausdrucksweise nicht spezifisch rufinisch; sie scheint zum Stil der Krankenberichte dieser Zeit überhaupt zu gehören: In der galenischen Schrift „Über die Prüfung des Arztes" kommt sie wenigstens dreimal vor: *wa-innī la-aʿrifu raǧulan āḫara* (b. a. Uṣ. I 81,12; ib. Z. 6 f.; Dietrich Medicinalia 193,18). Auch bei Alexander von Tralleis heißt es: οἶδα γοῦν ἐγώ τινα (I 585,15).

21 Zum Beispiel: De venereis, bei Orib. Coll. med. 6,38,25 (Bd. I 191,29 Raeder); Quaest. med. 48 (p. 40,18 Gärtner); De renum et ves. morbis 2,13 (p. 13,3 D.-R.); 2,30 (p. 18,10); 14,4 (p. 57,9).

22 Vgl. das Glossar s. v. Ordination.

23 Gärtner Fragen p. 72.

24 Rufus, De translatione morborum, bei Orib. Coll. med. 45,30,52 (Bd. III 195,22 Raeder). Ḥubaiš hat den Ausdruck εἰς νόσους ἐμπίπτει bei Galen. De consuetudinibus 12,13 Schmutte mit *waqaʿa fī l-maraḍi* und den Ausdruck νοσήματι περιπεσών ib. 4,17 Schmutte mit *waqaʿa fī maraḍin* übersetzt.

Liest man die Journale aufmerksam, so findet man eine ganze Reihe von sprachlichen Wendungen, die in gleicher oder ähnlicher Formulierung in bereits bekannten Werken von Rufus vorkommen:

καὶ ὑποκλύζειν κλυσμοῖς δριμέσιν De renum et ves. morbis 2,12 (p. 12 paen. f. D.-R.): *li-l-ḥuqnati l-ḥāddati llatī nastaʿmiluhā* (9,24); *wa-aʿantuhū bi-ḥuqnatin ḥāddatin* (9,34); *fa-ḥaqantuhū bi-ḥuqnatin ḥāddatin* (10,13; 11,5.11).

ἕως πᾶσά τε λωφήσῃ ἡ ὀδύνη De renum et ves. morbis 2,14 (p. 13,5 f. D.-R.): *fa-sakana l-waǧaʿu sukūnan tāmman* (2,7).

ἀποσχάζειν τε καὶ ἀφέλκειν τοῦ αἵματος De renum et ves. morbis 1,12 (p. 7,4 f. D.-R.): *faṣadtuhū wa-aḫraǧtu minhu miqdāra ṯalāṯi awāqin mina d-dami* (19,4); *fa-faṣadtuhū min mirfaqihī wa-aḫraǧtu mina d-dami ilā an ġušiya ʿalaihi* (6,10); *wa-qad fuṣida ... wa-uḫriǧa minhu damun kaṯīrun* (8,3); *fa-faṣadnāhu wa-aḫraǧnā mina d-dami raṭlan* (8,21).

φλέβα κατὰ ἀγκῶνα τέμνειν De renum et ves. morbis 1,10 (p. 5 paen. f. D.-R.): *fa-faṣadtuhū min mirfaqihī* (6,10; 21,4); *wa-faṣadtuhū ... mina l-mirfaqi l-āḫari* (21,12).

μετὰ δὲ τὴν αὐτάρκη κάθαρσιν Über Epilepsie, bei Aetios, s. p. 361,9f. D.-R: *fa-ashalahū ishālan kāfiyan* (21,17); *fa-stufriġa stifrāġan kāfiyan* (9,34; 16,16).

καὶ μετὰ ταῦτα ξυρᾶν μὲν τὴν κεφαλήν, καὶ καταχρίειν αὐτήν. Über Epilepsie, bei Aetios, s. p. 362,5 D.-R.: *ḥalaqtu raʾsahū ... wa-ṭalaitu ʿalā raʾsihī wa-ǧabhatihī* (11,8, über Lethargie).

ὑποκλύζειν χυλοῖς πτισάνης λεπτοῖς καὶ γάλακτι De renum et ves. morbis 2,18 (p. 15,2 f. D.-R.): *fa-ḥaqannāhu ... bi-māʾi š-šaʿīri wa-l-ʿasali* (9,24).

Auch der Tempuswechsel, der die Geschichten des Rufus lebendig macht, kehrt im Arabischen wieder. Im Bericht vom Ringkämpfer Myron[25] heißt es: εἶπε ... ἤγαγεν ... ἐπιπίπτει, bei der Kopfverletzung des Samiers[26] lesen wir: τραῦμα μὲν οὐδὲν ἔσχεν ... ἄφωνος δὲ γίγνεται, und im Arabischen heißt es: *fa-raʾaitu an lā afʿala bihī šaiʾan fī ḏālika l-waqti siwā an usaḫḫina raʾsahū ... fa-yatawahhamu annī aḍrartu bihī* (14,4–5) oder *fa-ḥaqantuhū bi-ḥuqnatin ḥāddatin ... wa-aǧidu mā yasīlu min raʾsihī yandaġu* (10,13–14)[27].

Rufus teilt manchmal das Lebensalter des Patienten mit. Ὁ δὲ νεανίσκος ὁ Μιλήσιος ἦν μὲν ἀμφὶ ἔτη δύο καὶ εἴκοσιν heißt es in De venereis[28]. Entsprechende Altersangaben finden sich in dem arabischen Text an sechs Stellen[29]. Aus Fragmenten ist bekannt, daß Rufus eine geradlinige Relation zwischen fortschreitendem Lebensalter und der Prädisposition zur Melancholie angenommen hatte[30]. Dem entspricht es genau, wenn es in den arabischen Geschichten heißt: „Dieser Dinge

25 Quaest. med. 29 f. (p. 34,18 ff. Gärtner).

26 Quaest. med. 57 f. (p. 42,15 ff. Gärtner).

27 Weitere Beispiele: 1,2–3; 3,5–6; 10,2–3.

28 Bei Orib. Coll. med. 6,38,28 (Bd. I 192,9 Raeder).

29 1,1; 4,1; 7,2; 10,1; 15,1; 16,1.

30 Flashar Melancholie p. 97 f. Vgl. auch Galens indirektes Zeugnis: „Besonnene Ärzte und Philosophen haben von der schwarzen Galle ausgesagt, sie überwiege ... unter den Lebensaltern in den Jahren nach der Lebenshöhe“: Galen. De naturalibus facultatibus II 9 (p. 196,7 ff. Helmreich).

wegen sammelte sich nun in ihm eine schwarzgallige [Krankheits-]Materie an zu der Zeit, in der das Lebensalter die Melancholie ohnehin schon zu erzeugen pflegt – ich meine in der Zeit des Abstieges (3,4; ähnlich 16,7). In dem Bericht 12,11 heißt es von einem Lethargiker, daß bei seinem Ohr Abszesse aufbrachen *(ḫarağat ḫurāğātun ʿinda uḏunihī)*, daß sich dort eine Krankheitsmaterie sammelte und er gerettet war. Denselben Prozeß schildert Rufus in einem Fragment über Lethargie, das bei Rāzī Ḥāwī 1,191 paen. ff. = Fragm. nr. 139,4 D.-R. erhalten ist: „Wenn du siehst, daß bei einem von ihnen ... hinter den Ohren Abszesse aufbrechen *(ḫarağat ḫurāğātun ḫalfa āḏānihim)*, so ist dies ein Zeichen seiner Genesung." Ähnliches schreibt Rufus auch in seiner Schrift De translatione morborum, bei Orib. Coll. med. 45,30,27 (Bd. III 193,15ff. Raeder): ἀγαθὸν δὲ καὶ τὰ παρὰ τὰ ὦτα ἐπαιρόμενα οἰδήματα ... παύει δὲ καὶ ληθάργους καὶ παραφροσύνας.

Die aus solchen Einzelheiten gewonnenen Indizien werden durch allgemeine Beobachtungen bestätigt: In den Krankenjournalen sind 85 verschiedene „einfache Heilmittel" erwähnt. Eines davon muß unerklärt bleiben, da der arabische Schriftzug nicht zu entziffern war (10,9). Von den verbleibenden 84 Mitteln sind, soweit ich feststellen kann, 73 in den übrigen Werken des Rufus belegt. Die restlichen 11 kommen in der zeitgenössischen Literatur, insbesondere bei Dioskurides, vor; es ist durchaus wahrscheinlich, daß Rufus auch diese Mittel gekannt und verordnet hat. Damit bietet auch der Arzneimittelschatz unseres Textes kein Argument gegen die Autorschaft des Rufus. Er ist im Gegenteil bei dem hohen Prozentsatz der Übereinstimmungen ein weiteres Indiz für den Ephesier.

In der folgenden Liste sind die Arzneinamen, nach dem griechischen Alphabet geordnet, zusammengestellt. In der zweiten Kolumne folgen Belegstellen aus der Ausgabe von Daremberg-Ruelle, in der dritten Belege aus anderen griechischen Quellen, wenn das betreffende Heilmittel in den *Oeuvres* nicht vorkommt. Die vierte Kolumne bringt die arabischen Heilmittelnamen, die fünfte einige Belege aus den Krankenjournalen (die vollständige Zahl der arabischen Belege eines jeden Mittels ist im Glossar unter der Rubrik „Heilmittel: Simplicia" angegeben).

1. τὸ ἀδίαντον	13 ult.		*barsiyāwušān*	18,2
2. τὸ ἀείζῳον		Diosc. IV 88–90	*ḥayy al-ʿālam*	18,2; 21,14
3. ἡ ἀκακία		Diosc. I 101	*qāqiyā*	18,2
4. τὸ σπέρμα τῆς ἀκαλήφης		Diosc. IV 93,2	*bizr al-anğura*	9,14
5. ἡ ἀλθαία	5,10; 444 ult.		*ḫiṭmī*	8,11.18; 13,8
6. τὸ ἀμαράκινον	383,3		*marzanğūš*	10,7
7. τὰ ἀμύγδαλα	17 ult.; 362,3		*lauz*	9,32
8. ἡ ἀνδράφαξις	81,11		*qaṭaf*	8,11
9. ἡ ἀνδράχνη	17,2; 37,3; 73,1		*al-baqla al-ḥamqāʾ*	18,2
ἡ ἀνδράχνη ἀγρία [bzw. πεπλίς]	Rufus De purgant. remed. 37 (Orib. Bd. I 232,16 Raeder)	Diosc. IV 168	*al-baqla al-ḥamqāʾ al-barrīya*	21,17

10.	τὸ ἄνηθον	5,10; 38,7; 272,4		*šibitt*	9,14.17.22
	τὸ ἀνήθινον ἔλαιον	383,3		*duhn aš-šibitt*	15,7
11.	ἡ ἀνθεμίς	25,8; 49 paen.		*bābūnağ*	8,11.14.18
12.	τὸ ἄνισον	272,4; 386,10; 426,8		*anīsūn*	9,27
13.	τὸ ἀψίνθιον	6,3 f.; 11 ult.; 15,5 f.; 29,5		*afsintīn*	16,20
14.	τὸ βούκερας	5,5; 58,11		*ḥulba*	18,11
15.	τὸ γάλα	165,12; 274,2; 309,1		*laban*	7,9.14
16.	ἡ γεντιανή	211,1; 275,10; 276,3		*ğanṭiyānā*	9,22
17.	τὸ ἔλαιον	367,12; 545,3		*zait*	8,15; 13,8
18.	στέαρ ἐλάφειον		Diosc. II 76	*šaḥm iyyal*	17,9
19.	ὁ ἐλλέβορος μέλας	12,13; 62,2		*al-ḫarbaq al-aswad*	4,2
20.	τὸ ἐπίθυμον	648 ult.; Rufus, bei b. -Baiṭār Ǧāmiʿ I 41,7 f.		*afiṯīmūn*	1,10.12
21.	ὁ ἕρπυλλος	62,11; 362,3; 419,10		*nammām*	9,20.36
22.	τὸ εὐφόρβιον	266,8; 386,5		*furbiyūn*	11,9.13
23.	ἡ θριδακίνη	17,3; 81,10		*ḫass*	7,8
	ὁ ὀπὸς τῆς θρίδακος		Diosc. II 136	*ʿuṣārat al-ḫass*	7,9
24.	ἡ ἶρις	6,12; 13 paen.		*īrisā*	9,30
25.	τὸ κάρδαμον	45,3		*ḥurf*	14,13
26.	τὸ καστόριον	40,8; 61,6; 81,2 f.; 338,1		*ğundbīdastar*	9,20.29.30
27.	τὸ κενταύριον	6,4; 62,3		*qanṭūriyūn*	9,14
28.	ὁ κηρός	340,3		*šamʿ*	17,9
	κηρὸς ποσὴν μελιτώδη ἀποφορὰν ἔχων		Diosc. II 83,1	*šamʿ maʿsūl*	17,13
29.	ἡ κνῆκος	307,18		*qurṭum*	9,13.22
30.	ἡ κολοκύνθη	17,2; 81,10; 387,1		*qarʿ*	17,13
31.	ἡ ἐντεριώνη τῆς κολοκυνθίδος	267,7	Diosc. IV 176	*šaḥm al-ḥanẓal*	9,14; 16,4; 18,10
32.	τὸ κορίαννον	42,2; 541 ult.		*kuzbura*	21,14.16
33.	ἡ κράμβη	374,9; 414,10		*karanb*	1,8; 9,12
34.	ἡ κριθή	11,11		*šaʿīr*	9,27
35.	ἄλευρον κρίθινον bzw. τὸ ἄλφιτον	11,11; 42,3		*daqīq aš-šaʿīr*	8,11; 13,8
36.	χυλὸς πτισάνης	267,5		*māʾ aš-šaʿīr*	9,24; 16,13
37.	τὸ ἄλευρον τοῦ κυάμου	322,4	Diosc. II 105	*daqīq al-bāqillā*	18,12

38. τὸ λάπαθον	374,9		*ḥummāḍ*	10,9
39. τὸ λεπίδιον bzw. γιγγίδιον		Diosc. II 174	*šīṭarağ*	17,10
40. λίνου σπέρμα	5,4 f.; 6,1; 276,12		*bizr al-kattān*	13,8; 18,11
41. τὸ λύκιον		Diosc. I 100	*ḥuḍaḍ*	18,2
42. τὸ μάραθρον	7,12; 8 ult.		*rāzyānağ*	9,17
43. τὸ μέλι	13,11; 14,7; 18 ult.		*ʿasal*	7,7; 9,12
44. τὸ μελίκρατον	4 paen.; 14,1		*māʾ al-ʿasal*	21,1.7.21
45. ὁ μελίλωτος	409,3		*iklīl al-malik*	8,15; 9,22
46. ἡ μήκων	7,6; 25,7 f.; 39,2		*ḫašḫāš*	7,8
47. ἡ μίνθη	82,3		*fūtanağ*	16,13.14
48. ὁ χυλὸς τοῦ καρποῦ τῆς μορέας		Diosc. I 126	*rubb at-tūṯ*	21,14
49. τὸ μύρον bzw. τὸ ἔλαιον	passim	Diosc. passim	*duhn*	8,18; 9,12; 14,23
50. μύρον ἴρινον	7,10; 61,3		*duhn as-sausan*	9,22.38; 11,8
51. τὸ μύρτον	14,10; 37,5		*ās*	16,15
52. ὁ νάρκισσος	269,5		*narğis*	11,6
53. τὸ νίτρον	273,8; 338,2; 367 ult.; 440,5		*bauraq* *naṭrūn*	9,13 9,12.24
54. ὁ οἶνος	passim		*šarāb*	19,5
55. τὸ ὀμφάκιον bzw. χυλὸς ὄμφακος		Diosc. V 5; Alex. Trall. I 469,3	*ʿuṣārat al-ḥiṣrim*	10,9
56. τὸ ὄξος	13,2; 18,1		*ḫall*	7,9; 8,10
57. τὸ ὀξύμελι	275,5; 376,1; 399,14		*sikanğubīn*	9,27.29; 11,7
58. τὸ ὀποβάλσαμον	56,1	Diosc. I 19	*duhn al-balasān*	14,18
59. τὸ πάναξ τῆς ἡρακλείας	8,1; 62,10	Diosc. III 48	*ğāwašīr*	14,18
60. τὸ πέπερι	367 ult.; 395,2		*fulful*	9,27; 11,13
61. τὸ πήγανον	12,10		*saḏāb*	9,14.22
τὸ ἔλαιον τοῦ πηγάνου	5,10; 336,1		*duhn as-saḏāb*	17,9
62. τὸ πολύγονον	33,6; 37,4; 42,1; 73,2		*ʿaṣā r-rāʿī*	17,13
63. τὸ πολυπόδιον	267,2 f.		*basfāyiğ*	1,10
64. τὸ πράσον	14,8; 81,12; 276,1		*kurrāṯ*	9,27
ἡ πτισάνη → unter κριθή				
65. τὸ πύρεθρον	307,19; 340,1		*ʿāqarqurḥā*	14,13; 17,10
66. τὸ ῥόδον	14,9		*ward*	7,8; 10,9

67. ῥόδινον μύρον	7,10; 48,9; 287,7 f.		*duhn al-ward*	7,9; 8,10
68. τὸ σέλινον	15,5; 42,2		*karafs*	9,17; 16,13
σελίνου σπέρμα	26,14		*bizr al-karafs*	9,14
69. ἡ σκαμμωνία	266,8; 361,4		*saqmūniyā*	1,10.21
70. ἡ σκίλλα	308,25; 449,15		*isqīl* *ʿunṣul*	9,18; 15, 7; 1,8
71. ἡ σμύρνα	27,1; 39,4; 268,4		*murr*	18,13
72. τὸ στρούθιον		Diosc. II 163	*kundus*	11,13
73. τὸ στύραξ	48,5		*maiʿa*	17,9
74. τὸ σῦκον	11,11		*tīn*	1,8; 9,22
75. ἡ ῥητίνη τερεβινθίνη = ῥητίνη τερμινθίνη	6,11; 14,2		*ʿilk al-buṭm*	18,11.13
76. τὸ τεῦτλον	81,9		*silq*	1,8; 9,22
σεύτλου χυλός	43,4		*māʾ silq*	9,12
77. τρίχες κεκαυμέναι		Galen. De simpl. med. 11,1,30 (Bd. XII 349,6)	*aš-šaʿar al-muḥraq*	11,9
78. ὁ ὑοσκύαμος	25,8; 40,6; 286,12; 293,9			
τὸ χύλισμα τῶν φύλλων τοῦ ὑοσκυάμου		Diosc. IV 68	*ʿuṣārat waraq al-banǧ*	18,2
79. ἡ ὕσσωπος	270,4; 273,7; 339 paen.		*zūfā*	9,26
80. ὁ φακός	14,10; 289,2		*ʿadas*	1,8
81. ἡ χαμαίδρυς	268,1; 275,4; 276,4; 308,8		*kamāḏaryūs*	9,37
82. τὸ χαμαιμήλινον ἔλαιον	383,2; 393,8		*duhn al-bābūnaǧ*	14,14
83. τὸ ψύλλιον		Diosc. IV 69	*bizr qaṭūnā*	21,16
84. τὰ ᾠά	414,4; 423,4		*baiḍ*	8,11
τὸ λευκὸν τοῦ ᾠοῦ	De infant. curat. 12 (Med. hist. J. 10, 1975, 179)	Diosc. II 50	*bayāḍ al-baiḍ*	18,11
ἡ λέκιθος τοῦ ᾠοῦ	De clystere 24 (Orib. Bd. I 272,29 Raeder)	Diosc. II 50	*muḫḫ al-baiḍ* *aṣ-ṣufra*	8,15.18 18,11

Für Rufus als Verfasser spricht noch Weiteres: In der Krankengeschichte 18,5.7 fragt der Autor den Patienten, ob er die Hitze in dem Gelenk zugleich mit dem Schmerz spüre oder ob er sie eine Stunde nach dem Auftreten des Schmerzes empfinde; er will ferner wissen, wie sich der Schmerz ausbreite. Die anderen Ärzte, die den Kranken zuvor behandelt hatten, hatten gleich drauflos ordiniert, ohne Fragen zu stellen. Aber Rufus hat ja das wundervolle Buch über die „Fragen des Arztes an den Kranken" geschrieben, und so wissen wir, welche Bedeutung er dieser diagnostischen Methode beigemessen hat[31].

Als indirektes Zeugnis für Rufus ist vielleicht auch der Umstand zu werten, daß in mehr als der Hälfte dieser Krankengeschichten noch andere Ärzte auftreten, die den Patienten gleichzeitig mit Rufus oder vor dessen Eingreifen behandelt hatten[32]. Es scheint, daß hier eine Situation vorauszusetzen ist, die durch Ausgrabungen in Ephesos bekanntgeworden ist. In Ephesos wurden im zweiten Jahrhundert nach Chr. alljährlich Wettkämpfe, Agone, unter den Ärzten der Stadt veranstaltet, wobei Preise für die besten Leistungen auf den Gebieten der Chirurgie, der Konstruktion ärztlicher Instrumente (ὄργανα), der medizinischen Schriftstellerei (συντάττειν) und der Diagnostik in schwierigen, problematischen Fällen (προβλήματα) verliehen wurden. Wenn, wie Josef Keil[33] annimmt, an den Tagen des Festes diejenigen Leistungen prämiiert wurden, die im abgelaufenen Jahre erbracht worden waren, so ist es gut denkbar, daß die Ärzte ihre Problemata schriftlich aufzeichneten, daß sie Krankenjournale führten, die beim Agon vorgelegt wurden. Man könnte unsere Sammlung durchaus als ein derartiges Tagebuch deuten.

Obwohl der Autor mit anderen Ärzten konkurrierte, sind die arabisch erhaltenen Krankengeschichten ohne besonderes Eigenlob erzählt. Daß Rufus sachlich und bescheiden referiert und sich dadurch von der Arroganz Galens vorteilhaft unterscheidet, hatten schon die griechischen klinischen Berichte gezeigt[34]. Diese Objektivität wird in der arabischen Geschichte nr. 19 besonders deutlich, wo der Autor den Fehlschlag seiner Therapie, eines bis zur Ohnmacht des Patienten durchgeführten Aderlasses, eingesteht, und in nr. 20, wo er einem Kollegen rät, diesen Fehler zu vermeiden[35].

Die pseudoepigraphische Literatur war gewiß groß, und auch im Bereich der Medizin gab es viele Fälschungen. Aber man hat auf die berühmten Namen des Hippokrates und Galen gefälscht. Daß man dem Rufus eine Schrift beigelegt hätte, ist ganz unwahrscheinlich, denn damit hätte man ihr kaum einen größeren Erfolg verschaffen

31 Ähnliche Fragen in 17,4–6 und 19,6.

32 Vgl. die Berichte nr. 2, 3, 4, 6, 7, 8, 9, 10, 16, 17, 18, 20.

33 Josef Keil, Ärzteinschriften aus Ephesos, in: Jahreshefte des Österreichischen Archäologischen Institutes in Wien 8, 1905, 128–138; ders., Vorläufiger Bericht über die Ausgrabungen in Ephesos, ibid. 23, 1926, 263–265.

34 Vgl. Ilberg Rufus p. 15 Anm. 1; Gärtner Fragen p. 48 und 98.

35 Nr. 19,4 und 20,4. Dieser Freimut, eine irrige Diagnose oder den Mißerfolg einer Kur zu bekennen, war den hippokratischen Ärzten eigen, vgl. De articulis 47 (Bd. IV 212,4f. Littré) und Epidem. V 27 (Bd. V 226,10f. Littré). Galen freilich mochte sich nicht dazu herablassen. Man lese die Krankengeschichten, aus denen er seine Schrift De praenotione ad Posthumum (Bd. XIV 599–673 Kühn) zusammengestellt hat: ein Zeugnis sich überschlagenden Selbstlobes. Vgl. dazu Johannes Ilberg, Aus Galens Praxis. Ein Kulturbild aus der römischen Kaiserzeit, Neue Jahrbücher für das klassische Altertum, Geschichte und deutsche Literatur und für Pädagogik 15, 1905, 284–293, abgedruckt in: Flashar Antike Medizin 374–385.

können[36]. Somit scheint es mir so gut wie sicher zu sein, daß diese 21 Krankengeschichten tatsächlich von Rufus stammen, wie der Titel es verheißt.

Es bleibt noch eine Frage: Wie ist diese Sammlung zustande gekommen? Hat ein späterer Kompilator die in den verschiedenen Schriften des Rufus verstreuten Krankengeschichten ausgezogen und zu einem neuen Buch vereinigt? Oder hat Rufus selbst ein Krankenjournal nach dem Vorbild des ersten und dritten Buches der „Epidemien" des Hippokrates angelegt? Ich glaube, daß, wie schon im Zusammenhang mit den Agonen angedeutet, das letztere der Fall ist. Denn die bisher bekannten rufinischen Krankengeschichten sind meist kurz und summarisch. Das entspricht ihrem Zweck, theoretische Erörterungen zu illustrieren. Bei den arabischen Stücken aber wird der Verlauf der Krankheit von Tag zu Tag ausführlich beschrieben. Es sind Journale, eine eigene literarische Form. Hinzu kommt, daß kein einziger der 21 Berichte aus den anderen Büchern des Rufus bekannt ist. Hätte ein Kompilator die Schriften des Rufus exzerpiert, so sollten doch wenigstens zwei oder drei der schon bekannten Geschichten in der arabischen Sammlung wieder auftauchen! Man wird also kaum fehlgehen, wenn man annimmt, daß in den arabischen Krankengeschichten die Übersetzung einer selbständigen, bisher unbekannten Schrift des Rufus vorliegt.

36 Allerdings gibt es auch eine pseudo-rufinische Schrift, die Σύνοψις περὶ σφυγμῶν (D.-R. 219–232). Aber hier liegen die Dinge anders, denn die Schrift wurde auch Galen zugeschrieben (sie ist in der 7. Juntina gedruckt), und nur der Kopist der Pariser Handschrift sagt: νομίζω δ' αὐτὸ μὴ εἶναι Γαληνοῦ, ἀλλὰ Ῥούφου τοῦ Ἐφεσίου. Wir haben es also nicht mit einem Pseudepigraphon zu tun, sondern mit einer anonymen Schrift, über die ein später Kopist eine Vermutung geäußert hat.

Allgemeine Physiologie und Pathologie

Der Verfasser der Krankengeschichten ist Anhänger der Humorallehre. Er spricht vom „Saft“, arab. *ḫilṭ* (z.B. 16,12.13), Plur. *aḫlāṭ* (z.B. 16,7), bzw. *kaimūs*[1] (16,21) und nennt im einzelnen das Blut, *ad-dam* (1,16.18; 2,18 usw.), das Phlegma, *al-balġam* (1,6; 9,7.15.23 usw.), die gelbe Galle, *aṣ-ṣafrā᾽* (12,5.9; 18,2), auch *al-marār* (6,14), auch *al-mirra* (12,10) sowie die schwarze Galle, *as-saudā᾽* (2,21; 3,5). Gesundheit herrscht, wenn die vier Säfte im Gleichmaß gemischt sind. Das wird nirgends expressis verbis gesagt, ist aber aus einem Nebensatz (17,8) abzulesen, in dem es heißt: „...da jedes Abweichen von dem Gleichmaß *(al-iʿtidāl)* schädlich ist“.

Die vier Säfte bestimmen in ihrem Zusammenspiel das Temperament, die κρᾶσις, arab. *al-mizāǧ* (3,7.8; 4,4 und oft). Das Temperament kann in eine bestimmte Richtung tendieren, es kann z.B. durch Wärme (7,2; 11,1; 16,7) oder Schärfe (3,4) charakterisiert sein, ohne daß damit schon ein krankhafter Zustand gegeben wäre. Aber auch einzelne Organe können ein Temperament besitzen, das unter Umständen mit dem Temperament des übrigen Körpers nicht übereinstimmt: In 11,2 ist das Temperament des Gehirns erkältet, während der junge Mann sonst ein heißes Temperament besitzt.

Aus diesen Lehren ergeben sich die Konzeptionen der allgemeinen Pathologie. Auch hier wird der Begriff *ḫilṭ* „Saft“ verwendet (3,8; 10,15.16; 16,3), der nun allerdings als schlechter, krankmachender Saft verstanden ist. Der „schwarzgallige Saft“, *ḫilṭ saudāwīy* (5,3; 16,7), ist ein krankhaftes Produkt, offenbar ein Saft, in dem die schwarze Galle im Übermaß vorhanden ist. Der Saft kann „scharf“ sein (7,1; 10,11), er kann „klebrig“ sein (1,2), oft wird er einfach als „grob“ bezeichnet (1,3; 9,3; 16,2.7). Der Saft kann auch „verbrennen“ (2,20; 16,3.7), und an zwei Stellen wird gesagt, daß es das Blut ist, welches verbrennt (1,18; 3.1). In all diesen Fällen liegt eine Dyskrasie, *sū᾽ al-mizāǧ*, vor (3,8; 7,21; 11,12), die insbesondere als „kalte Dyskrasie“ (12,2), „heiße Dyskrasie“ (10,8), „trockene Dyskrasie“ (13,6) oder „scharfe Dyskrasie“ (3,9) charakterisiert sein kann.

Dyskrasie bedeutet Erkrankung. Doch hier muß noch präzisiert werden: Dyskrasie für sich allein kann schon die Voraussetzung für eine Krankheit sein, oft aber tritt als weiterer Begriff die *mādda*, die „[Krankheits-]Materie“, hinzu. Die Krankheitsmaterie kann durch die Säfte qualifiziert sein: In 9,6 ist von einer phlegmatischen Krankheitsmaterie, in 3,4 und 13,7 von einer schwarzgalligen Krankheitsmaterie die Rede. In 13,10 vermutet der Autor, daß sich der schwarzgalligen Krankheitsmaterie ein wenig Phlegma beigemischt hat. Die Materie kann aber auch durch die Primärqualitäten bestimmt sein: So ist in 13,6 von einer trockenen Krankheitsmaterie die

1 WKAS I 510 a 45–511 b 44.

Rede. Ist die Krankheitsmaterie grob, so läßt sie sich schwer abführen (9,6.10). Dementsprechend heißt es an anderer Stelle (14,15), daß die groben Bestandteile der Krankheitsmaterie zurückbleiben, die feinen Bestandteile sich auflösen können.

Leider ist nirgends genau ausgeführt, wie es zur Bildung einer Krankheitsmaterie kommt und woraus die Materie eigentlich besteht. Es scheint, daß sie als ein übler, krankmachender Saft gedacht ist, der sich an einer bestimmten Stelle des Körpers angesammelt hat (3,4; 12,11). Auch von Säften heißt es ja, daß sie sich ansammeln, so z.B. von der schwarzen Galle (3,5) oder einem rohen, groben Saft, *ḫilṭ nīy ġalīẓ* (9,3). Und diese Ansammlung muß aufgelöst, die Materie muß entleert werden. In 8,5 heißt es, daß die Materie, da der Kranke nicht gründlich abgeführt worden war, in ihrer Schärfe bestehen blieb und dies zum Beginn seiner Krankheit wurde.

Einige Stellen werfen Licht auf die Frage, wie sich Dyskrasie und Krankheitsmaterie zueinander verhalten. In der Geschichte nr. 4 wird besonders deutlich ausgesprochen, daß zunächst die Krankheitsmaterie entleert werden muß, bevor das Temperament ins Gleichgewicht gebracht werden kann. Dann erst tritt Gesundheit ein. Und in 7,20 und 21 heißt es, daß der Kranke genas, ohne daß eine Entleerung vorgenommen worden war, denn die Krankheit war frei von Krankheitsmaterie und hatte ihre Ursache allein in der Dyskrasie. Ganz ähnlich sagt der Autor in 11,12, daß der größte Teil der Krankheit in einer von Krankheitsmaterie freien Dyskrasie bestand und daß der Patient deshalb nicht abgeführt wurde.

Von der Entleerung, *istifrāġ* (κένωσις), ist immer und überall die Rede. Sie kann durch Abführen des Stuhles vermittels oral eingenommener Medikamente oder vermittels Klistiere, durch Aderlaß oder durch Erbrechen bewirkt werden. Die medikamentöse Abführung ist sieben Mal erwähnt, von Klistieren ist zwölf Mal die Rede, und der Aderlaß wird mehr als zwanzig Mal angewendet. Dagegen lesen wir nur einmal (3,7) vom Erbrechenlassen, und zwar ist es ein unerfahrener Arzt, der diese Maßnahme anwendet.

Auch in unseren Krankengeschichten ist anscheinend vorausgesetzt, daß die Krankheitsmaterie einen Reifeprozeß durchlaufen muß, ehe sie ausgeschieden werden kann. Zunächst ist sie roh, ungekocht: Der Verfasser spricht von einem *ḫilṭ nīy ġalīẓ* (9,3). Es folgt das Stadium der Kochung, πέψις, arab. *nuḍǧ*. Ein scharfer Saft, der aus dem Kopfe herabrinnt, erreicht schließlich den äußersten Grad der Kochung (10,14.16). Zuletzt folgt die Krisis, *buḥrān,* der Zeitpunkt, an dem die Krankheitsmaterie ausgeschieden werden kann (6,13; 12,10).

Bis heute ist ungeklärt, wie das Konzept der „Krankheitsmaterie" medizinhistorisch einzuordnen ist. Wenn man den Lehrbüchern glauben darf, so findet es sich schon im Corpus hippocraticum. Paul Diepgen schreibt: „Bei der Dyskrasie ... kommt es zur Ausbildung einer Krankheitsmaterie, einer materia peccans, wie man es später genannt hat, eines quantitativ und qualitativ veränderten Säftegemisches ... Die Materie befindet sich zunächst im Zustand der Roheit (Apepsie) usw."[2] Bei Charles Lichtenthaeler lesen wir: „Daneben bilden sich spezielle Krankheitsstoffe, wie die ‚rohe' *Materia peccans* der katarrhalischen Krankheiten ... Eine Wendung zum

2 Diepgen Geschichte I 84.

Guten ist es ..., wenn die *Materia peccans* ‚reift' und zur ‚Kochung' kommt. In diesem Fall wird sie aus dem Körper ausgestoßen, oder sie lagert sich an einer geeigneten Körperstelle ab ..." [3]

Aber ein in diesem Sinne verwendetes Wort ὕλη kommt im Corpus hippocraticum gar nicht vor. Jedenfalls findet man in Littré's Index s. v. *Matière* nichts dergleichen [4]. Offenbar hat man den Begriff ὕλη, den z.B. Alexander von Tralleis (II 141,–6; 503,2) verwendet, nur in die Vergangenheit rejiziert. Bei den byzantinischen Autoren scheint er ganz gebräuchlich gewesen zu sein, denn ihre Erben, die Araber, verwenden ihn von Anfang an. An-Nāšiʾ al-akbar (gest. 293/906) spricht in seinem *Kitāb al-Ausaṭ* von der *māddatu l-ʿillati*, „der Materie der Krankheit", und bildet wenig später den Satz: *fa-in kāna fī l-aḫlāṭi māddatu fasādin* „wenn in den Säften eine verdorbene Materie sitzt" [5]. Bei ibn Sīnā heißt es [6]: *lā warama illā wa-yaḥduṯu min sūʾi mizāǧin maʿa māddatin* „es gibt keine Geschwulst, die nicht aus einer mit einer ‚Materie' verbundenen Dyskrasie entstünde". Ferner sagt er [7]: *fa-innahū lā šakka anna tafarruqa l-ittiṣāli lammā nṣabbati l-mawāddu l-faḍlīyatu ilā l-ʿuḍwi l-waramu* „es herrscht kein Zweifel, daß die ‚Aufspaltung des Zusammenhaltes' eine Geschwulst nach sich zieht, wenn die schlackenartigen Materien sich in das Organ ergossen haben". Weiterhin heißt es [8]: *Wa-l-mawāddu llatī takūnu ʿanhā l-aurāmu sittatuni l-aḫlāṭu l-arbaʿatu wa-l-māʾīyatu wa-r-rīḥu* „die Materien, aus denen Geschwülste entstehen, sind sechserlei: die vier Säfte, die wässrige Substanz und das Pneuma". Schließlich sagt ibn Sīnā [9]: *wa-lā yanbaġī an yuẓanna anna l-warama l-ḥārra huwa l-kāʾinu ʿan damin au mirratin faqaṭ bal ʿan kulli māddatin kānat ḥārratan* „man darf aber nicht glauben, daß eine heiße Geschwulst nur aus Blut oder Galle entsteht. Sie entsteht vielmehr aus jeder Materie, die heiß ist". Wenn somit der Begriff ὕλη = *mādda* = Krankheitsmaterie für das Mittelalter auch gut belegt ist, so bleibt es doch fraglich, ob er schon in der Medizin der Kaiserzeit geläufig war. Von hierher wäre die Frage, ob unsere Krankengeschichten von Rufus stammen, erneut zu prüfen, ein Problem, das dem Medizinhistoriker zu lösen aufgegeben ist.

Kehren wir zum Begriff der „Krisis" zurück, mit dem die Lehre von den „kritischen Tagen" (κρίσιμοι ἡμέραι) eng verknüpft ist. Rufus ist ein Anhänger der hippokratischen Hebdomadenlehre [10], und es stellt sich damit die Frage, ob in den Krankenjournalen periodische Abläufe konstatiert werden. Das ist auf den ersten Blick nicht der Fall, da die Berichterstattung im allgemeinen nur von Tag zu Tag fortschreitet,

3 Charles Lichtenthaeler, Geschichte der Medizin. Die Reihenfolge ihrer Epochen-Bilder und die treibenden Kräfte ihrer Entwicklung, Bd. I, Köln-Lövenich 1974, p. 131.

4 Dr. Dieter Irmer von Thesaurus Linguae Graecae, Hamburg, hat in einem Brief vom 23. August 1977 dieses negative Ergebnis bestätigt.

5 Vgl. Josef van Ess, Frühe muʿtazilitische Häresiographie (BTS Bd. 11), Beirut 1971, arab. p. 127,11.13 (§ 208).

6 b. Sīnā Qānūn I 38,5.

7 ib. I 38,6 f.

8 ib. I 38,14 f.

9 ib. I 38,15 f.

10 Gärtner Fragen p. 55 ff.

sprachlich durch die Wendungen *wa-fī l-yaumi ṯ-ṯānī* oder *wa-mina l-ġadi* „am folgenden Tage" ausgedrückt. Um so mehr müssen wir darauf achten, wo feste Tage genannt werden. Es sind dies: Am 3. Tag (9,27; 2,12; 8,5), in der 3. Nacht (6,4), am 4. Tag (9,29; 16,14), am 5. Tag (2,9), am 11. Tag (10,15), am 14. Tag (12,10; 21,22), am 27. Tag (9,42) und am 29. Tag (7,17). Der 4. Tag kann eine Wendung bringen, weil er als mittlerer der ersten Hebdomade besonders signifikant ist. Dann der 7., schließlich der 11. als mittlerer der zweiten Hebdomade, sodann der 14. Tag. Diese Tage sind bei Hipp. Prognostica 20 (Bd. II 168,6ff. Littré) ausdrücklich genannt. Die übrigen von Rufus aufgeführten Tage fallen aus dem hippokratischen Schema heraus.

Die Übersetzung

Der Text der einundzwanzig Krankengeschichten ist ein ausgezeichnetes Beispiel für die arabische Übersetzungsliteratur. Leider ist der Name des Übersetzers nicht genannt, und es war mir auch nicht möglich, ihn auf Grund sprachlicher Analysen zu ermitteln. Auch die Frage, ob der arabische Text direkt aus dem Griechischen oder mittelbar aus dem Syrischen übersetzt wurde, konnte nicht beantwortet werden. Ich habe jedoch die Sprache einer genauen Analyse unterzogen, um den Befund zu registrieren und weiterer Forschung die Wege zu ebnen. Ich habe die syntaktischen Besonderheiten zusammengestellt und vor allem den Wortschatz erfaßt. Dabei bin ich nicht, wie es bisher stets geschehen ist, semasiologisch verfahren, sondern ich habe die onomasiologische Methode gewählt. Die semasiologische Methode, bei der die Wörter alphabetisch angeordnet sind, hat den Vorteil, daß der Benutzer des Glossars das gewünschte Wort schnell auffinden kann. Sie zerreißt jedoch alles begrifflich Zusammengehörende. Vor dem geistigen Auge des Übersetzers, so darf man annehmen, steht zuerst der Begriff, dem er durch ein geeignetes Wort der Zielsprache Ausdruck zu verleihen bestrebt ist. Dabei gibt es für ihn, der gewiß nicht ständig das Wörterbuch nachgeschlagen hat, keine festen Beziehungen zwischen einem Wort der Ausgangssprache und einem Wort der Zielsprache. Er verwendet also nicht stets dasselbe arabische Wort für ein bestimmtes griechisches Wort. Unser Text gibt uns dafür Beispiele genug an die Hand:

ǧabhatun 11,8 neben *ǧabīnun* 11,7
buzāqun 16,18 neben *buṣāqun* 16,12
birsāmun 7,6 neben *sirsāmun* 7,1
ḫilṭun 16,12.13 neben *kaimūsun* 16,21
ṣafrā'u 12,5 neben *marārun* 6,14 und *mirratun* 12,10
nafasun passim neben *tanaffusun* passim
marīḍun 7,20 neben *ʿalīlun* 6,1
subātun 9,42 neben *līṯarġus* 9,3
riʿdatun 16,11 neben *riʿšatun* 17,6
talahhubun 18,8 neben *iltihābun* 1,19
saʿaṭṭuhū bi- 11,13 neben *ʿaṭṭastuhū bi-* 11,13
bauraqun 9,13 neben *naṭrūnun* 9,12.24
muḫḫu l-baiḍi 8,15.18 neben *aṣ-ṣufratu* 18,11
isqīlun 1,5 neben *ʿunṣulun* 1,8
araqun 3,6 neben *saharun* 1,13; 2,20

Solche Synonyme würden in einem semasiologisch orientierten Glossar an ganz verschiedenen Stellen erscheinen; dem Benutzer würde daher gar nicht bewußt werden, wie uneinheitlich die Sprache des Übersetzers ist oder – positiv ausgedrückt –

wie groß seine Variationsmöglichkeiten sind. Er könnte beispielsweise argumentieren, daß ein bestimmter Übersetzer auszuschließen sei, weil für diesen *ṣafrāʾu* charakteristisch sei, während der vorliegende Text *marārun* habe. Daß in Wirklichkeit beide Wörter nebeneinander gebraucht sind, verrät nur das onomasiologische Glossar.

Die Onomasiologie hat noch einen weiteren Vorteil. Den bisherigen Editionen mußte sowohl ein griechisch-arabisches als auch ein arabisch-griechisches Wörterverzeichnis beigegeben werden. Der Aufwand reduziert sich bei einem Begriffswörterbuch nahezu um die Hälfte. Ist der griechische Text unbekannt oder verloren, so konnte natürlich auch kein griechisch-arabisches Glossar eingerichtet werden. Damit entfiel aber auch die Möglichkeit, den Text von seinem griechischen Aspekt her zu untersuchen oder ihn mit anderen griechisch-arabischen Glossaren zu vergleichen. Bei der onomasiologischen Methode jedoch sind auch die nur in einer Sprache erhaltenen Texte von beiden Seiten her zu befragen.

Allerdings ist die Kategorisierung der Begriffe ein Problem, das nicht vollkommen gelöst werden kann. In unserem Fall z.B. war nicht immer eindeutig zu entscheiden, ob ein Begriff unter die Kategorie „Pathologie", „Symptome" oder „Krankheiten" gestellt werden sollte. *Ḫurāǧāt* (12,11) „Abszesse", *riʿda* (16,11) „Zittern" und *ḥummā* „Fieber" sind nach unserem Verständnis Symptome bestimmter Krankheitsprozesse. Dem Begriffssystem der Antike entsprechend habe ich diese Wörter jedoch unter die Krankheitsnamen gestellt. Aber diese Aufteilung mag nicht jedem unbedingt richtig erscheinen. In 19,5 ist von *šarāb* „Wein" die Rede, der einem Ohnmächtigen zu riechen gegeben wird. Das Wort „Wein" könnte mit gleichem Recht unter den Heilmitteln wie unter den Nahrungsmitteln verbucht werden. Trotz solcher Schwierigkeiten scheinen mir die Vorteile der onomasiologischen Methode zu überwiegen. Wenn noch weitere Texte nach dieser Art bearbeitet sein werden, wird sie es am ehesten ermöglichen, den Übersetzer eines Tages zu bestimmen und den Text zeitlich einzuordnen.

Wörterverzeichnis

Mensch, Tier

إنسانٌ 2,1 * 3,1 * 9,19 * 15,6 * 21,2 * النّاسُ 9,43 * جَنِينٌ 13,1 * صَبِيٌّ 9,1 *
10,1 * 15,1 * شابٌّ 11,1 * 21,3 * شابٌّ من أبناء خمسةٍ وعشرين سنةً 7,2 *
رَجُلٌ 1 ü * 3,2 * 4,1 * 5,1 * 7,1 * 14,3 * 16,1 * 18 ü. 1 * 19 ü * إِمرأةٌ 13,1 *
17,1 * أَهْلُهُ 6,7 * نَمْلٌ 1,1 * دَجاجةٌ 9,35 * البَقَرُ ؟ 16,9 * المَعْزُ ؟ 16,9

Altersangaben

السِنُّ 3,5 * صَبِيٌّ من أبناءِ اثنَتَيْ عَشْرَةَ سنةً 15,1 * صبىٌّ من أبناء ثمانى
عشرة سنةً 10,1 * رَجُلٌ من أبناءِ عشرين سنةً 4,1 * شابٌّ من أبناءِ
خمسة وعشرين سنةً 7,2 * كان من أبناءِ ثلاثين سنةً 1,1 * وكان من أبناءِ
أربعين سنةً 16,1 * فى زَمانِ الانحطاط 3,4 * كان سِنُّه سِنَّ الانحِطاطِ 16,7
فى سِنِّ الشَبابِ 3,4 * فى الوقت الذى من عادة السِنِّ أن يُحْدِثَه 3,4

Berufe

طبيبٌ 3,7 * 4,2-4 * 6,2 * 10,7 * 20,4 * الأَطِبّاءُ 2,17 * 6,3 * 7,6 * 8,1.5.7
9,5 * 10,5.10.17 * 16,4 * 17,2.9.12 * 18,4 * 20,2.4 * المُلُوك 3,3 * كان
زاهدًا متقشِّفًا طويلَ الصَوْم 5,1

Anatomie

بَدَنٌ 2,10.15 * 3,9 * 5,4 * 6,5 * 7,13.17.18 * 9,3 ff. * 10,17 * 13,3 * 14,15 *
15,4.7 * 17,5 * 20,3 * 21,6 * رَأْسٌ 6,6.11 * 7,6 ff. * 8,3 ff. * 9,5 ff. *
10,6 ff. * 11,1 ff. * 12,8 * 13,8 * 14,4 ff. * 15,2 ff. * 16,15 * دِماغ 2,6.20 * 8,8
9,20 * 10,2.5 * 11,2 * 13,4.6 * المقدَّمُ من الدِماغ 9 ü * وَجْهٌ 2,5 * 12,1

13,3 * جَبِينٌ 11,7 * جَبْهَةٌ 11,8 * عَيْنٌ 2,6.9 * 6,6.11.18 * 7,4 * 12,3 *
16,6 * أَجْفَانٌ 12,3 * أُذُنٌ 12,11 * المَنْخَرَانِ 7,9 * 9,20 * فَكٌّ 2,5 * عَضُدٌ
14,15 * مِرْفَقٌ 6,10 * 21,4.12 * ذِرَاعٌ 14,9.12.15 * مُشْطُ يَدِهِ 15,2 *
مُشْطُ يدِهِ الأَيْسَرُ 15,4 * يَدٌ 6,17 * 9,19.26 * 12,4.5 * 14,10.21.23 * 15,4
كَفٌّ 14,9 * رَاحَةٌ 14,10 * رَقَبَةٌ 19,1 * 20,6 * 21,2.13 * فَقَارُ عُنُقِها 17,9
فَقَارَاتُ العُنُقِ 17,14 * مَنْشَأُ النُّخَاعِ 17,3 * صَدْرٌ 8,4ff. * 17,1 * 21,18 *
ثَدْيٌ 7,14 * ثَدْيَاهُ 2,4 * كَتِفٌ 8,11 * أَضْلَاعٌ 2,1.7 * أَطْرَافٌ 14,2 * عُضْوٌ
2,17 * 14,18ff. * أَعْضَاءٌ 9,24 * 17,6 * مَفَاصِلُ 18 ü. 1.2 * الجَنْبَانِ 1,19 *
الجَانِبَانِ 6,17 * فِي جَانِبٍ واحد 2,5 * بَطْنٌ 1,2ff. * 11,5 * رُكْبَةٌ 15,6ff. * 21,22
الكَعْبُ الأَيْسَرُ 1,16 * 6,16 * رِجْلٌ 9,19.26 * 15,4 * حَنَكٌ 19,1 * 20,6 *
21,1.2 * حَلْقٌ 11,7 * 21,5 * حَنْجَرَةٌ 20,6 * 21,1f. * مَعِدَةٌ 1,19 * 7,15 *
9,3 * 10,2 * 14,1 * 15,2 * 16 ü ff. * مَا دُونَ الشَّرَاسِيفِ 8,22 * حِجَابٌ 8 ü *
كَبِدٌ 9,3 * طِحَالٌ 1,1ff. * أَمْعَاءٌ 1,2 * 9,21.24 * رَحِمٌ 13,3.4 * 17,2 * عِرْقٌ
6,15 * عُرُوقٌ 6,5 * عِرْقُ اللِّسَانِ 21,18 * العِرْقُ الذي على الكَعْبِ الأَيْسَرِ 1,16 *
الأَوْعِيَةُ 9,7 * الأَوْرِدَةُ 9,8 * شَرَايِينُ 2,18 * مَجَارِي الرأس 9,11

Stelle am Körper

مَوْضِعٌ 2,1 * 14,13ff. * 17,13 * 20,3 * مَوْضِعُ الفَصْدِ 6,16 * مَوْضِع ابتداء العِلَّة
15,2 * على نِصْفِ الذِراع 14,12 * نَاحِيَةُ وَجْهِهِ 2,5 * نَاحِيَةُ كَبِدِهِ 9,3 *
نَاحِيَة صَدْرِهِ 8,4 * نَوَاحِي الصَّدْرِ 21,18 * ظَاهِرُ صَدْرِهِ 8,6 * دَاخِلُ البَدَنِ
21,6 * دَاخِل الحَنَكِ 21,1 * دَاخِل الحَنْجَرَة 20,6 * 21,1 * لا دَاخِلًا ولا خارجًا
19,1 * خارِجَ الأَوْرِدَةِ 9,8 * مِنْ فَوْقُ ومن أَسْفَل 8,11 * مِن فَوْقُ إلى أَسْفَلَ
9,26

Physiologie

مِزاجٌ 3,7.8 * 4,4 * 17,8 * مِزاج دِماغه 11,2 * حرارة مِزاجه 11,1 * كان مِزاجُه حارًّا 16,7 * شابٌّ حارُّ المِزاجِ 7,2 * كان حارَّ المِزاج 11,1 * 16,1 * كان حادَّ المِزاج 3,4 * الاعتِدَال 17,8 * الخِلْطُ 16,12.13 * الأَخْلاط 16,7 * كيموسٌ 16,21 * دَمٌ 1,16.18 * 2,18 * 3,1 * 6,10.12 * 8,3.21 * 9,6.7 * 19,4.5 * بَلْغَمٌ 1,6 * 9,7 ff. * 12,5.10 * 13,10 * 16,16 * صَفْرَاءُ 12,5.9 20,4 * 21,5 ff. * الماءُ القليلُ يستحيل فى المعدة الحارّة إلى الصفراءِ 18,2 * مَرارٌ كثيرٌ ناصِعٌ 7,15 * مِرَّةٌ 12,10 * السَّوْداءُ 2,21 * 3,5 * فَضْلٌ سَوْدَاوِيٌّ 2,18 * البُخارات 6,14 * حَرَكَةٌ 9,11 * نَفَسٌ 17,1 * 8,8.12 * 16,3.18 * 17,2.20 * 21,3.13 * تَنَفُّسٌ 17,1 ff. * نَبْضٌ 21,10 ff. * 8,13 * 13,10 * لأنَ النَبْضُ 8,17 * كان نَبْضُهُ على ما كان عليه من الصَلابة والتمدُّد 8,13 * وَجَدْتُ نَبْضَهَا صُلْبًا متمَدِّدًا 13,3 * مَوْجَبَةٌ 13,10 * ازدرادٌ 21,17 * بُصاقٌ 16,12 * بُزاقٌ 16,18 * تَقَيًّأ مِرَّةً 12,10 * عُطاشٌ 10,7.11 * عَرَقٌ 7,17 * هَضَمَ 10,2 * الهَضْمُ 9,10 * اِنْهَضَمَ غِذَاؤُه 1,13 * انهَضَمَ اللَبَنُ 17,17 * انحِدَارُ الخندروسِ عن مَعِدَته 16,9 * اِنحَدَرَ منه شئٌ غليظٌ أَسْوَدُ 16,16 * طبيعته 1,2.4 * تُجِيبُ طبيعتُه 1,2 تَحَرَّكَتْ طبيعتُه 6,13 * اِنحَلَّتْ طبيعتُه بشئٍ يسيرٍ 1,11 * انطَلَقَتْ طبيعتُه 6,18 * خَرَجَ منه أَجسامٌ حَجَرِيَّةٌ 1,3 * بَوْلٌ 5,3 * 7,4 * 8,2 * انحلال الرُطوباتِ المجتمعة فى الشِتاءِ 10,4 * ليَغْتَذِىَ بها أَعضاءٌ تحتاجُ إلى الغِذاءِ 9,24 * نُضْجٌ 9,33 * أَثَرُ النُضْجِ فى بَوْله 5,3

Natur

الطبيعةُ 6,15 * 14,6 * من شَأْنِ الطبيعة 6,18 * لا مِن قِبَل الطبيعة ولا من قِبَل الصِناعة 20,6 * بالطَبْعِ 9,11

Elemente

الماء 7,15 * الماء الحارّ 14,14 * 16,23 * النار 14,13

Qualitäten

بارد 7,16 * 18,8 * شيءٌ باردٌ 14,1.9 * سُوءُ مِزاجٍ باردٌ 12,2 * مَرَضٌ باردٌ
10,10 * العِلَل الباردة 17,5 * سِهامٌ باردة 14,2 * دَواءٌ بارد 10,10 * عُصاراتٌ
باردة 8,11 * أَبْرَدُ 15,4 * بَرُدَ 13,8 * بَرْدٌ 11,1 * 14,19 * كان البَدَنُ شديدَ
البَرْدِ 9,7.8 * بَرْدٌ شديدٌ 14,10 * في بَرْدٍ شديدٍ وثَلْجٍ 11,2 * بَرْدُ الشِتاءِ 10,4
بَرْدُ الأدوية 18,3 * بُرُودة 14,20 * بُرودة العُضْوِ 14,19 * الماءُ الحارُّ 14,14 *
16,10.23 * المَعِدَة الحارّة 7,15 * حارُّ المِزاج 7,2 * 11,1 * 16,1 * كان مِزاجه
حارًّا 16,7 * مِزاجٌ حارٌّ 10,8 * سُوءُ مِزاجٍ حارٍّ يابسٍ 17,8 * الحَرُّ 10,17 *
حَرارةٌ 2,1 * 7,2 ff. * 8,12 * 10,17 * 11,7 * 12,8 * 14,22 * 18,1.5 * شِدّة
الحرارة 7,14 * حَمِيَتِ الخِرْقَةُ 17,14 * لا يُسَخَّنُ المريضُ بهذه الأشياءِ 11,8 *
ذلك... مسخّنًا 13,8 * الأغذية اليابِسَة 17,5 * مادّة يابسة 13,6 * يُبُوسة
7,2.13 * تجفيفُ الدِماغ 10,5 * مادّة رَطْبَةٌ 13,6 * يَرْطُبُ بَدَنُه 2,15 *
رُطوبة 9 ü * كان دماغه كثيرَ الرطوبة 10,2 * الرُطوبات 10,17 * رُطوباتٌ
كثيرةٌ 10,6 * الرطوبات المجتمعة في الشِتاءِ 10,4 * فَتَرَ 8,12 * الأَبْزَنُ الفاتِرُ
17,17 * الفُتُور 7,14 * شيءٌ حادٌّ 9,17 * حادُّ المِزاج 3,4 * خِلْطٌ حادٌّ 10,11
فُضولٌ حادّة 9,24 * بُخارات حادّة أو حِرِّيفة حادّة 14,1 * حُمّى حادّةٌ
12,1 * 17,7 * الأدوية الحادّة 13,7 * حُقنة حادّة 9,24.34 * 10,13 * 11,5
احتَدَّ الخِلْطُ 16,3 * حِدّة 7,4.11 * في غاية الحِدّة 8,2 * حِدّةُ كيموسِهِ 16,21
حِدّة الأخلاط 7,1 * حِدّة المادّة 8,5 * حِدّة حُمّاهُ 12,5.6 * أغذية معتدِلةٌ
9,41 * حُقنة معتدلة 9,29 * 12,7 * غليظٌ 9,7 * شيءٌ غليظ 16,16 *
خِلْطٌ غليظٌ 16,7 * صُلْبٌ 13,3 * صَلابة النَبْضِ 13,10 * سُباتٌ ليس بالثَقيلِ

13,2 * وعَيْناهُ ثَقيلَتان 12,3 * لطيفٌ 9,7 * تدبيرٌ لَطيفٌ 12,9 * لطيفُ المادّةِ
وغليظُها 14,15 * بَلْغَمٌ رَقيقٌ 9,7

Allgemeine Pathologie

الخِلْطُ 3,8 * 10,15.16 * 16,3 * إذا كان الخِلْطُ رديئًا 16,13 * خِلْطٌ سَوْداويٌّ
5,3 * 16,7 * خِلْطٌ حادٌّ 10,11 * حِدَّةُ الأخلاط 7,1 * أخلاطٌ لَزِجَةٌ 1,2 * خِلْطٌ
غليظٌ 16,2.7 * خلطٌ نِيٌّ غليظ 9,3 * أخلاطٌ غليظةٌ 1,3 * سُوءُ المِزاج 3,8 *
7,21 * 11,12 * سُوءُ مِزاجٍ باردٍ 12,2 * فبَرَدَ مِزاجُ دِماغه 11,2 * سُوءُ مِزاجٍ حارٍّ
10,8 * سُوءُ مزاجٍ يابسٍ 13,6 * غَلَبَ مزاجَها سُوءُ مزاجٍ حارٍّ يابسٍ 17,8 * اِحْتَدَّ
مزاجُه 3,9 * كلّ خُروجٍ عن الاعتدال مُضِرٌّ 17,8 * يَضُرُّ البَدَنَ إخراجُ الدم 9,7 *
المادّةُ 2,17 * 4,4 * 7,21 * 8,5.7 * 11,12 * 16,19 * 18,9 * 20,3 * 21,9 * المَوادُّ
9,11 * 21,6 * قطعتُ المادّةَ 2,13 * غِلَظُ المادّة 9,10 * كانت المادّة غليظةً 9,8
لَطيفُ المادّة وغليظُها 14,15 * كانت المادّة بلغميّةً غليظةً 9,6 * مادّةٌ
سَوْداويّةٌ 3,4 * 13,7.10 * مادّة يابسةٌ 13,6 * جُمِعَتْ مادّةٌ 12,11 * اِجتمَعَ فيه
مادّةٌ سَوْداويّةٌ 3,4 * اجتمَعَ فيه السَّوْداءُ 3,5 * اجتمَعَ في بَدَنِه خِلْطٌ نِيٌّ
غليظ 9,3 * تَوَلَّدَ فيه خِلْطٌ حادٌّ 1,10 * سُوء المزاج هو المولِّدُ لِمِثْل هذا الخِلْط
3,8 * تتولّد فضولٌ حادّة 9,24 * فَضْلٌ سَوْداويّ 2,18 * يَرْتَفِعُ من المَعِدَة
بُخاراتٌ 10,2 * بُخاراتٌ حادّة أو حِرِّيفة حادّةٌ 14,1 * يَنْضَجُ ما يَسِيلُ من
رأسه 10,14 * بَلَغَ الخِلْطُ غايةَ النُضْجِ 10,16 * كان مزاجُه مُحرِقًا لِلأخلاط 16,7
اِحْتَرَقَ الخِلْطُ 16,3 * خلطٌ مُحْتَرِقٌ 16,7 * أخلاطٌ يابسة مُحترِقةٌ 2,20 *
كان دمه مُحترِقًا 1,18 * اِحْتِراقُ الدم 3,1 * كَثُرَ الاحتِراقُ في بدنه 3,9 *
البُحْرانُ 6,13 * 12,10 * الامتِلاءُ 6,5 * ثقل الامتلاء 6,18 * امتلاءُ البدن 9,11
لُزوجة البلغم 1,6 * سُوء الهَضْم 9,10 * أخلاطٌ لَزِجَةٌ حَبَسَتْ طبيعتَه 1,2 *
كانت طبيعتُه مُحْتَبِسَةً 6,13 * خَرَجَ منه أجسامٌ حَجَريّةٌ 1,3

Erkrankte Person

مَرِيضٌ 7,20 * 8 ü * 9 ü * 12,1 * 19,2 * 21 ü * عَلِيلٌ 6,1 * 8,1.20 * 9,16 *
الذين يَعْرِضُ لهم الصَرْعُ 14,1 * صاحبُ المالَنْخُوليَا 2 ü * صاحب إِبِيِالوس 9,9
صاحب الحُمَّى البلغميّة الدائِرةِ 9,9 * أصحابُ هذه العِلَّةِ 5,5 * أصحاب العِلَلِ
البارِدة 17,5 * مَسْبُوتٌ 11,3 * المَصْرُوعُونَ 1,5 * مُسَرْسَمٌ 6 ü

Krankheiten

مَرَضٌ 1,1.2 * 2,17 * 3,3 * 6,6 * 7,17.20.21 * 10,8 * 11,12 * 12,5 ff. *
16,5 * مَرَضٌ بارد 10,10 * مرض بلغميٌّ 10,17 * أمراضٌ 3,8 * 7,1 * عِلَّةٌ 2,3
5,5 * 7,7 * 8,5 * 9,1 * 10,1 * 15,2 * 16,22 * 18,8 * العِلَلُ البارِدة 17,5 *
العِلَل البلغميَّة 9,7 * آفَةٌ 2,22 * 9 ü * 13,4 * 17,3 * الأَذَى 3,6 * لدَفْعِ
الأَذِيَّة 14,6 * فلَحِقَ أفكارَه الضَرَرُ 5,2 * صُداعٌ 10,6 * جُنونٌ 3,9 * مالنخوليا
1 ü * 2 ü ff. * 3,1 * 4,1 * 16,6 * فَسادُ الدِماغ 8,8 * اختلاط 6,4 * 7,5.10
8 ü ff. * 13,5 * اختلاطُ العَقْل 7,3 * اختلاط عظيمٌ 8,1 * كان عقلُه في غاية
الاختلاط 8,2 * البِرْسَامُ 7,6 * 8 ü * سِرْسَام 6,1 * 7,1.5 * 8,1 * ليثرغس
9,3 * 10,6.17 * 11,2 * ليثرغس وهو آفة تلحق المقدَّمَ من الدِماغ من رطوبةٍ
9 ü * سُباتٌ 9,42 * 10,11 * 11,12 * 12,3 * 13,3.9 * سُباتٌ ليس بالثَقِيلِ
13,2 * كان سُبَاتُ عظيمًا 13,6 * سُباتٌ أَرَقيٌّ 3,6 * صَرْعٌ 14,1.19 * 15,1 *
16 ü.3.11 * صَرْعٌ قدميّ 14 ü * صَرْعٌ بلغميٌّ 16,4 * دُوارٌ 16,3.12.18 *
استِرْخاءٌ 17 ü.6.11 * الرِعْدَة 16,11 * 17,6.7 * الرِعْشَة 17,6.7 * اضطِرابٌ
وقَلَقٌ شديدٌ 16,5 * اضطِرابُه وانزعاجه الكثير 16,7 * عُسْرُ الحِسّ والحَرَكَة 17,1 *
النَوْبَة 14,4 ff. * 15,3 ff. * 16,24 * نَوْبَةُ حُمَّاهُ 7,3 * 12,5 * زُكامٌ 10,3 *
نَزْلَة 10,3 * نَزَلاتٌ 10,2 * خُناقٌ 8,4 * 19 ü ff. * 20,1 * 21 ü * عُسْرُ التَنَفُّس
17,11 * عُسرٌ في التنفُّس 17,1 * عُسْرُ النَفَسِ 17,2 * عُسْرُ نَفَسٍ عظيمٌ 21,3 *

صِغَرُ النَّفَسِ 16,3 * يَصْغُرُ نَفَسُهُ 16,18 * ضِيقُ النَّفَسِ 8,8.12 * الضِيقُ الذى
يَجِدُهُ فى الصَدْرِ 8,21 * شَوْصَةٌ 10,3 * تُخَمَةٌ 9,4.6 * قُولَنْجٌ 1,3 * وَرَمٌ 1,7
8,6 * 13,5 * 18,8 * 19,1 * 20,6 * 21,1 ff. * وَرَمٌ عظيم 21,9 * وَرَمٌ صَفْراوِىٌّ
18,2 * الأَورام البلغميَّة 18,14 * ونَزَلَ الوَرَمُ إلى ناحية صدره نُزُولًا ظاهرًا 8,4
وَرَمُ الحِجابِ 8 ü * وَرَمٌ فى الطِحالِ 1,1 * أورامُ الرَحِمِ 17,2 * فلغمونيا 13,3 *
تشنُّجٌ 6,4.7 * 13,5 * وَجَعُ المَفاصِلِ 18 ü * صَلابة والتِواءٌ واعْوِجاجٌ فى الرحم
13,4 * خُراجاتٌ 12,11 * الحُمَّى 1,12 ff. * 2,1 * 7,18 * 9,17 ff. * 10,12.15 *
11,7 * 12,5.6 * 17,5 * الحُمَّيات 7,16 * الحُمَّى العارضة 18,9 * حُمَّى حادَّةٌ
17,7 * كانت حُمَّاه فى غاية الحِدَّة 8,2 * حُمَّى قَوِيَّةٌ 10,6 * الحُمَّى الدائمةُ 9,9
حُمَّى حادَّة دائمةٌ 12,1 * الحُمَّى البلغميَّة الدائرة 9,9 * حُمَّى الرِبْعِ 5,1 *
غِبٌّ متقدِّمٌ 7,2 * إيبيالُوس 9,9

Symptome

العَرَضُ 10,17 * 18,9 * الأَعراض 2,13 * 6,11 * 10,15 * 12,5 * 20,6 * أَعراضُ
المالنخوليا 1,15.17 * 2,12 ff. * أعراضُ النِسْيان 10,14 * أعراضُ الصَرْع 14,19
16,11 * عَلَامَاتٌ 12,1 * عَلاماتُ الامتلاءِ 6,5 * آثارُ الفَزَعِ 16,6 * وَجَعٌ 2,1 ff.
13,3 * 18,3 ff. * 21,3 ff. * نَخْسٌ 1,1 * 9,3 * نَخْسٌ فى مَفَاصِله 18,1 * مَعَ
لَذْعٍ ونَخْسٍ 2,1 * لَذْعٌ 1,9 ff. * 16,11 f. * شَكَا إليَّ لَذْعًا يجده فى طِحاله 1,7
لَذْعُ النَطْرونِ 9,24 * هَيَجانٌ مِثْلُ دَبيبِ النَمْلِ 1,1 * بَرْدٌ شديد مُؤْلِمٌ 14,10 *
حَرارة 18,1 ff. * اِلْتِهابٌ 1,19 * 18,6 * اِلْتَهَبَ رأسُه شديدًا 7,4 * فى رأسه
التهابٌ شديدٌ 6,6 * تلهُّبٌ 18,8 * حُمرة 19,1 * حُمرة يسيرة 18,1 * 21,2
حُمرة شديدة فى عَيْنَيْه مع حِدَّة 7,4 * ما كان فى عَيْنِهِ 6,18 * حَرَكَةُ عَيْنيه
16,6 * وعَيْناه ثَقِيلتان 12,3 * جَرَى من عينيه دُموعٌ 7,4 * ودُموعه تَجْرِى
6,6 * نَفْخَةٌ 2,1 * كانت عينُه شديدةَ الحُمرة منتفخةً 6,6 * حُمرة عَينه

وانتفاخُها 6,16 * وَجْهُه مُنْتَفِخٌ 12,1 * انتفاخُ العُرُوق والبَدَنِ 6,5 * كان
يتنفَّسُ بِنَفَسِ الصُعَدَاءِ 8,13 * كان نَفَسُهُ سريعًا متواتِرًا مختَلِفًا 8,9 * النَفَسُ
العظيم المُتَفَاوِتُ 8,9 * ووَجْهُه أَصْفَرُ يميل إلى الخُضْرَة 12,1 * وابيَضَّ بَولُه
7,4 * كان بوله مائِلًا إلى البياض 8,2 * غَشْيٌ 13,1 * 19,4 * 20,4.5 * 21,6 *
غُشِيَ عليه 6,10 * 20,5

erkranken, krank sein

وبِهِ سُباتٌ 12,3 * به الخُناقُ 19,2 * كان في طِحاله مَرَضٌ 1,1 * كان به فَضْلٌ
سَوْداوِيٌّ 2,18 * كان به بِرْسامٌ tt 8 * كان به اختلاطٌ 8,1 * كان به حُمَّى 12,1
كان به نَخْسٌ 18,1 * أصابه خُناقٌ tt 21 * أصابه هذا النوعُ من الخُناق 20,1 *
أصابه غَشْيٌ 19,4 * أصابها غَشْيٌ 13,1 * يُصِيبُه دُوارٌ 16,18 * أصابَتْها حُمَّى
17,7 * أصاب شابًّا غِبٌّ 7,2 * أصابه مالنخوليا 4,1 * أصابه ليثرغس tt 9 *
الفَزَعُ والغَمُّ اللذانِ أصاباه 3,2 * سَمَكٌ أصابه منه تُخَمَةٌ 9,4 * ما يَعْتَرِيه
من أعراض المالنخوليا 2,16 * تَعْتَرِيها رِعْشةٌ 17,7 * تعتريها حُمَّى 17,5 *
يعتريه الصرعُ 15,1 * اِعْتَرَاهُ وَجَعُ المَفاصِل tt 18 * كان عَرَضَ له مَرَضٌ 1,2 *
مالنخوليا عَرَضَ لإنسانٍ 1,1 * كان يَعْرِضُ له وَجَعٌ 2,1 * من الغَمِّ والسَهَرِ العارِضَيْن
له 2,20 * عرض له نَوْمٌ ثَقيلٌ 7,17 * عَرَضَ له خُناقٌ 8,4 * يَعْرِضُ له زُكامٌ 10,3
يَعْرِضُ لهمُ الصَرْعُ 14,1 * عَرَضَ هذا لرَجُلٍ 14,3 * عَرَضَ له صِغَرُ النَفَسِ 16,3 *
عرض له اضطرابٌ 16,5 * عرض له لَذْعٌ 16,12 * عرض لها شِبْهُ الرِعْدَة 17,6 *
حَدَثَ به دُوارٌ 16,3 * حَدَثَ بالمرأةِ استرخاءٌ tt 17 * حَدَث بامرأةٍ عُسْرُ
الحِسِّ 17,1 * حَدَثَ به عُسْرُ نَفَسٍ 21,3 * حَدَثَ به الخُناقُ tt 19 * حدث به
وَرَمٌ 21,2 * حَدَثَتْ هذه العِلَّة لِصَبِيٍّ 9,1 * 10,1 * السِرْسامُ الحادثُ عن حدَّة
الأخلاط 7,1 * وَقَعَ في القَوْلَنْجِ 1,3 * وقع في الحُمَّى 1,12 * يَقَعُ في السِرْسام 7,5
وَقَعَ في ليثرغس 9,3 * 10,6 * 11,2 * فوَقَعَتِ النَوْبَةُ 15,10 * أَكْثَرُ ما يَنَالُه الأَذَى

بالليل 3,6 * كان يناله نَزَلَاتٌ 10,2 * نالها سُباتٌ 13,2 * فأتاهُ البُحرانُ 12,10 * ابتدأ به المالنخوليا 3,1 * فَسَدَ فِكْرُهُ 8,6 * لَحِقَ أفكارَهُ الضَرَرُ 5,2 * أحْدَثَ المالنخوليا 2,21 * يُحْدِثُ المالنخوليا 3,4 * يهيجُ الأفثيمونُ الالتهابَ في المَعِدَة 1,19

Stagnation der Krankheit

لم يَنْتَفِعْ 15,2 * لم تَنْتَفِعْ طبيعتُه بالمليّنات 1,5 * أنّه لم يَنْتَفِعْ بالفصد والإسهالِ 2,4 * لا تَنْتَفِعُ بذلك 17,10 * لم تكن تَنْتَفِعُ بشيءٍ 17,2 * لا تَنْتَفِعُ بالحُمّى 17,5 * فلم يُفِدْ 10,5 * لم يَسْكُنِ الاختلاطُ 8,12 * لم تَفْتُرْ حُمّاه 10,12

Verschlimmerung der Krankheit

يُضَرُّ 11,12 * أنّي أضْرَرتُ به 14,5 * تَسْتَضِرُّ 17,2 * اِسْتَضَرَّتْ بالمسخّنات 17,5 * اِشْتَدَّ به المَرَضُ 16,5 * يَشْتَدُّ الوَجَعُ 18,3 * آلَ أمْرُه إلى الجُنُونِ 3,9 * ثمّ آلَ به الأمْرُ إلى الصرع 16,3 * لم يَسْكُنْ ذلك اللَذْعُ بل زاد 1,9 * زاد الاختلاطُ وعَظُمَ 6,4 * كان مَرَضُه يزيد زيادةً كثيرةً 6,6 * لئلّا يَزِيدَ في الحُمّى 9,24 * زادتْ في عُسْرِ التنفُّس 17,11 * نَخْسٌ يتمدَّدُ 9,3 * فلم يَسْكُنِ الوَجَعُ لكن امتَدَّ إلى ناحية وجهه 2,5 * فصَعُبَ عليه الوَجَعُ 2,4 * غَيَّرَ الخَميرُ الأخلاطَ اليابسةَ المحترِقَةَ إلى السوداءِ 2,21 * يُغَيِّرُ ويُفْسِدُ الدَمَ 2,18 * لم تَلْتَهِبِ الحُمّى من الجندبيدستر 9,30 * تُحْرِقُه الأدويةُ 14,20 * أنْ تَجَرَّدَ أمْعاؤه 9,21

Exitus

ماتَ 3,10 * 20,5 * مات عاجلاً 6,8 * ماتَ لا مَحالةَ 19,3 * الموت 2,16 * اِخْتَنَقَ وماتَ 19,8 * هَلَكَ 6,9 * الخُناقُ قاتِلٌ 19,1 * يَقْتُلُهُ 2,6 * لا يتخلَّصُ 21,1 * لم يتخلَّصْ 21,4 * لا يَبْرَأُ أحَدٌ 21,1 * الغَرَقُ 4,1

Besserung

تَسْكُنُ عنه العِلَّةُ 2,3 * سَكَنَ عنه أعراضُ الصَرْعِ 16,11 * سَكَنَ وَجَعُهُ 18,14 *

سَكَنَ بعضُ الحرارة 8,12 * بعد سُكون الحُمّى 17,7 * سَكَنَ تنفُّسُها 17,16 * سَكَنَ اللَذْعُ 1,16 * سَكَنَ اللَذْعُ سُكُونًا كثيرًا 1,17 * سُكونُ النَوْبَةِ 7,3 * سَكَنَ سُكونًا بيّنًا 16,8 * تَنْقُصُ العِلَّةُ 2,3 * نَقَصَتِ الحُمّى 10,15 * نَقَصَ السَهَرُ 7,10 * نَقَصَ سُباتُها 13,9 * نَقَصَ الوَرَمُ والوَجَعُ 21,19 * تَنَاقَصَ ضِيقُ نَفَسِهِ 8,12 * نَقَصَتْ سُرعةُ نَبْضِهِ 8,13 * سَهُلَ التنفُّسُ يسيرًا 21,10 * سَهُلَ تنفُّسُهُ أكْثَرَ 21,11 سَهُلَ تنفُّسُها سهولةً كثيرةً 17,16 * تَسَهَّلَ نَفَسُها 17,20 * تَسَهَّلَ التنفُّسُ 21,14 * يَتَّسِعُ النَفَسُ 21,13 * فوَجَدَ راحةً 7,11 * وَجَدَ راحةً وسَعَةً في الحلق 21,5 * فظَهَرَ النَفْعُ 17,14 * ما يَنْفَعُ الأَورامَ 18,14 * نافعٌ لِقَطْعِ لزوجةِ البلغمِ 1,6 * اِنْطَفَأَتْ عنه الحُمّى 1,17 * اِنْطَفَأَتِ الحرارةُ 7,17 * فهَدَأَتْ حرارةُ بَدَنِهِ 7,13 * يَتَحَلَّلُ لطيفُ المادّة 14,15 * رُجِيَ صَلاحُهُ 6,8

Heilung, Gesundheit

بَرَأَ 5,4 * 11,14 * 15,5.11 * 18,14 * بَرَأَتْ 13,11 * فهَدَأَ وبَرَأَ 4,4 * فسَكَنَ وبَرَأَ 8,23 * بَرَأَ بُرْءًا تامًّا 1,22 * 2,15 * بَرَأَتْ بُرْءًا تامًّا 17,20 * بَرَأَ بحَيْثُ تَعَجَّبَ منه الناسُ 9,43 * قَلَّما يَبْرَأُ السرسامُ 7,1 * أنْ يَبْرَأَ مريضٌ من مِثل هذا المَرَضِ 7,20 * يَبْرَأُ مِن وَرَمٍ 20,6 * بُرْءُ 2,17 * 5,3 * 9,43 * أبرأتُهم بتعديل المِزاج 5,5 * صَلُحَ 9,31 * فصَلُحَ أمْرُهُ 10,12 * فصَلُحَ أكْثَرَ 16,9 * صَلاحُ أكْثَرَ 10,13 * خَلَصَ 12,11 * خَلاصُ 20,7 * تَخَلَّصَ 2,16 * 7,19 * 19,3 * 21,1.4 * تخلَّصَ من الغَرَق 4,1 * تخلَّصَ من السِرسام 7,1 * تخلَّصَ من الخُناقِ 19,1 * 20,7 * زالتِ الأعراضُ 10,15 * زال الضِيقُ 8,22 * فزال ما كان في عَيْنِهِ 6,18 * فزالت العِلّةُ بالكُلّيّة 16,22 * فزالت النَوْبةُ ولم تَعُدْ 14,26 * فسَكَنَتِ الأعراضُ 6,11 * تَسْكُنُ أعراضُ المالنخوليا 1,15 * 2,15 * سَكَنَتِ الآفةُ 2,22 * سَكَنَ الاختلاطُ 8,17 * تَسْكُنُ حُمّاهُ 9,35 * يَسْكُنُ وينقصُ سُباتُه 10,11 * لِيَسْكُنَ لَذْعُ النطرون 9,24 * فسَكَنَ الوَجَعُ سكونًا تامًّا 2,7 * سكنتِ النَوْبَةُ 15,11

إلى أن تَسْكُنَ النَوْبَةُ 14,25 * سُكونُ النَوْبَة 14,21 * سَكَنَ عنه المَرَضُ 2,17 *
سَكَنَ الاختلاطُ وعاد عَقْلُ العليل عليه 8,20 * كان فِكْرُهُ عاد إليه 7,19 * كان
رأسه صحيحًا 15,2 * حَسُنَ رَحِمُها 13,4 * الالتِحامُ 6, 15. 16 * نُقِّيَ بَدَنُه
9,42 * نَقِيَّ من الحُمَّى 7,18 * قَطَعْتُ المادَّةَ 2,13

Diagnose

تأمَّلْتُه 8,8 * جَسَسْتُ طِحالَه 1,7 * جَسَسْتُ يَدَهُ 15,4 * سألْتُه 18, 5. 7 *
سَألْتُ أ... 19,6 * سألْتُها هَلْ ... 17,6 * سألْتُ عن تَدْبِيرِها 17,5 * بَحَثْتُ
عن سَبَبِها 17,4

Ordination, ärztlicher Rat

أمَرْتُ أنْ 11,10 * 14,13 * 16,8 * 17,16 * 19,8 * 20,4 * 21,17 * أمَرْتُهُ أنْ 1,12 *
11,6 * 14,7 ff. * 15,7 * 16,23 * 18,9 * أمَرْناهُ أنْ 9,19 * أمَرْتُ بِ 14,13 * 15,11 *
أمَرْتُ بالغَرْغَرَة 9,21 * أمَرْتُهُ بِ 1,8 * 2,6.16 * 15,3 * 21,14 * أمَرَهُ بِ
10,5.7 * أمَرْناهُ بأنْ 9,18 * أمَرْتُها بالاستِحْمام 17,19 * أشارَ بالفَصْدِ 9,5 *
18,4 * أشَرْتُ بالفَصْدِ 6,3 * أشارَ بأنْ يُضَمَّدَ 20,2

Therapie, therapeutische Maßnahme

فَعَلْنا ذلك به 9,21 * عَمَدَ الأطِبّاءُ 17,9 * وجَرَيْنا على ذلك خَمسِينَ يومًا 16,22
الطبيبُ الذي يُدَبِّرُهُ 6,2 * فداوَاه طبيبٌ بِمِثْل المُداواة المتقدِّمة 4,2 * كانوا
يُداوُونَ رأسَه 8,3 * عَالَجَه طبيبٌ 3,7 * 4,3 * يُعالِجُها بِ 17,2 * يُعالِجُونَه
عِلاجَ البِرْسَام 7,6 * عِلاجٌ 1 ü * 11,4 * أنْ أتَوَلَّى عِلاجَها 17,12 * مُعالَجَةٌ 18,4 *
مُعَالَجَتُه 6,9 * مُعالَجَتِي مَرَضًا 10,10 * أشْرَفُ المُعالَجاتِ 3,8 * أعْطَيْتُها لَبَنًا
17,17 * أعْطَيْتُهُ لَوْزًا 9,32 * أعْطَيْتُها سَمَكًا 17,15 * أعْطَيْتُهُ السِكَنْجَبِينَ 16,13
أعطيتُه أكارِعَ المَعْزِ 16,9 * أعْطيتُه الإيارَجَ 16,14 * أعْطاه بعضُ الأطبّاءِ الإيارَجَ
16,4 * أن أُعْطِيَهُ دَواءً 11,12 * يُعْطِيها المُسَخِّنَاتِ 17,2 * نُعْطِي شَيْئًا 7,16 *

إعطاؤه شيئًا 9,17 * دَفَعْتُ الكُزبرةَ الرَّطْبةَ 8,19 * دفعتُ إليه شيئًا 9,33 * دفعتُ إليه ماءً 1,19 * دفعتُ إليه الدَّواءَ 7,7 * دفعتُ إليه أفثيمون 1,10 * ناوَلْتُ خُبْزًا 16,10 * سَقَيْتُه 9,30 * سَقَيْنَاهُ 9,27 * سَقَيْتُهُ شيئًا 9,29 * سقيتُه السِّكَنْجُبِينَ 11,7 * يَسْقِيها الأَدْوِيَةَ 17,2 * نَسْقِيهِ مُسْهِلًا 9,41 * أَسْقَيْتُهُ 21,17 * أَسْقَيْتُها شَرَابًا 17,17 * بأَخْذِ ما يُلَيِّنُ البطنَ 1,2 * أَخَذَ المليِّناتِ كثيرًا 1,5 * كان يأْخُذُ مُسْهِلًا 2,2 * أَخَذَ مُسْهِلًا 2,4 * أَخْذُ المُسْهِلِ 2,6 * مَنْ أَخَذَ مُسْهِلًا 11,12 * أَخْذُ ماءِ العُنْصُلِ 1,8 * أنْ يأْخُذَ الخندروسَ 16,8 * اِتَّخَذْتُ له إسقِيلًا 1,5 * اِستَعْمَلَ هذا 1,9 * اِستَعْمَلْتُهُ 8,15 * يستَعْمِلُ الإسقيلَ 1,5 * أَسْتَعْمِلُ ضِمَاداتٍ 1,14 * استِعْمالُ الأَضْمِدَةِ 9,5 * استَعْمَلَ الأَدويةَ 18,3 * نستَعْمِلُ الحُقْنَةَ 9,24 * أنْ يستَعْمِلَ الدَّلْكَ 14,27 * أن يستعمِلَ المَرَخَ 14,27 * استَعْمَلْنا مُقَوِّياتِ المَعِدَةِ 15,2 * يستَعْمِلُ المسخِّناتِ 18,9 * استِعْمالُ المُسَخِّناتِ 17,5 * اِسْتَفْرَغَهُ 3,7 * اِستفرَغْتُه 18,10 * اِستفْرَغْناه 2,19 * أُسْتُفْرِغَ استِفْراغًا كافِيًا 9,34 * 16,16 * استفْرَغْتُهُ بإيارَجٍ 16,20 * استفْرَغَ المادَّةَ 4,4 * نَسْتَفْرِغُ الكَيْمُوسَ 16,21 * اِستفرغتُ الدَّمَ 1,18 * استفرَغْتُ منه دَمًا كافيًا 1,16 * أُسْتُفْرِغَ منه بلغمٌ 9,15.23 * أُسْتُفْرِغَ بطنُه 11,5 * الاستفراغ 2,10.11.17 * 5,4.5 * 6,15.16 * 7,20 * 16,12 * 21,7 * الاستفراغ المتواتِرُ 4,2 * تَعَذُّرُ الاستفراغِ 9,11 * قَيَّأَهُ بأدويةٍ حادَّةٍ 3,7 * الإسهال 5,3 * 9,5.10 * أَسْهَلَهُ إسهالًا كافيًا 21,17 * أَسْهَلَ الصَّفراءَ 18,2 * أُسْهِلَ يسيرًا 8,5 * لا يُسْهَلُ ويُنَقَّى داخِلًا 11,12 * لم يُنَقَّ 12,11 * ما يُلَيِّنُ البطْنَ 1,2 * تَلْيِينُ البطْنِ 1,3 * حَقْنٌ 9,21 * حَقَنْتُهُ 16,14 * حَقَنْتُهُ بِ 9,12 * حَقَنَّاهُ بِهِ 9,22.24 * حقنتُهُ بحُقْنةٍ حادَّةٍ 1,20 * 10,13 * 11,5 * حقنَّاهُ بحُقنةٍ فيها حِدَّةٌ يسيرةٌ 7,11 * حقنتُه بحُقنةٍ معتدلةٍ 9,29 * 12,7 * حُقْنَةٌ تَحَقَّنَ بها 1,2 * فَصَدَ 20,4 * فَصَدْتُهُ 1,13 *

6,10 * 10,12 * 21,4. 12. 18 * فصدتُه وأخرجتُ منه مقدارَ ثلاث أواقٍ من
الدم 19,4 * فصدتُه مِن الكَعْب الأيْسَر 6,16 * لم يَفْصِدْه 6,2 * فصدْناه وأخرجنا
من الدم رَطْلًا 8,21 * فُصِدَ 8,3 * يُفْصَدُ 9,9 * أنْ يُفْصَدَ 20,2 * لَمْ يُفْصَدْ
6,8 * 19,3 * فَصْدٌ 2,3.6 * 6,3.17 * 9,5-7 * 12,6 * 18,4 * 20,7 * اِفْتَصَدَ
2,4 * كان يَفْتَصِدُ 2,2 * اِفْتَصَدَ من الخُناق 8,4 * الدَمُ الذى خَرَجَ منه 6,12
أخرجتُ مِنَ الدَم 6,10 * كنتُ أُخْرِجُ من الدم شيئًا 21,15 * أخرجتُ أُوقيَّتَيْنِ
من الدم 21,10 * أَخْرَجَ ثلاثَ أَوَاقٍ من الدم 20,5 * لا يُخْرَجُ من الدم إلى حدّ
الغَشْيِ 20,4 * ما يُخْرَجُ مع الدم 9,6 * أُخْرِجَ منه دَمٌ كثيرٌ 8,3 * لم أُخْرِجْ منه
الدَمَ 19,5 * إخراجُ الدم 9,7 * استخراج الدم من مَوْضع الفَصْد 6,16 * أَشْمَمْتُهُ
الشَرَابَ 19,5 * سَعَطْتُهُ ب 11,13 * سَعَطَ بماءِ الكرنب 10,6 * عَطَّسْتُهُ بِ 11,13
حَرَّكوا عُطاسه 10,7 * صَبَبْنَا على رأسه 9,20 * صَبَبْتُ على رأسِهِ طَبِيخَ
الخشخاش 7,8 * صببتُ على رأسه الروادعَ 12,8 * صببتُ الأدهانَ على رأسِهِ
14,15 * صَبُّ عُصارة المرزنجوش على الرأس 10,7 * صببْنَا منها فى مَنْخَرَيْه 7,9 *
حَلَبْنَا اللبَنَ على رأسه 7,9 * حَلَبْنَا على رأسه من الثدى متواترًا 7,14 *
وضعتُها على الموضع 17,13 * وضعتُ ذلك على جَبِينِهِ 11,7 * وَضَعْتُ ذلك على
رأسها 13,8 * وضعتُ على رأسه الخَلَّ 8,10 * وضعتُ على رأسه خَلَّ خَمْرٍ 16,15
وَضَعُوا المَرْهَمَ على فَقَار عُنُقِها 17,9 * وضعتُ ذلك بين كَتِفَيْهِ 8,11 * ضَمَّدْتُ
21,9 * ضمَّدْته بِ 21,16 * ضَمَّدْناهُ بِ 7,8 * ضمَّدْتُهُ بالخِطْمِيّ 18,11 * ضمدتُهُ
بالشَعَرِ المُحْرَق 11,9 * أن يُضَمَّدَ 20,2 * أُضَمِّدُ بها 8,19 * ضَمَّدْتُ رأسَه 10,9 *
ضَمَّدْتُ رأسَها بدقيق الشعير 13,8 * ضَمَّدَ المفاصِلَ 18,2 * ضِماد الخِطميّ 18,11
طَلَيْتُهُ 11,13 * طَلَيْتُ على رأسه 11,8 * طليتُ رأسَه بدُهْن الورد 11,6 * طليتُ
رأسَه بضِماد الخردل 11,14 * طليتُ بها خِرقةً 17,13 * طَلَى المفاصِلَ 18,2 *
مَسَحْتُ رأسَه بدُهْنٍ 15,8 * نَمْسَحُ 9,28 * يَمْسَحُ به بَدَنَه 9,18 * نُمَرِّخُ بَدَنَهُ 9,28

مَرَّخْنَا بدنَه بالدُهْن 9,18 * دَلَكْتُهُ بِ 15,5 * أن يُدْلَكَ دَلْكًا قَوِيًّا 11,6 * دَلَكْتَ العُضْوَ بِ 14, 18. 24 * أن يَدْلُكَ رُكْبَتَهُ بالإسقيل 15,7 * نَدْلُكُ بدنَه من فوق إلى أَسْفَلَ 9,26 * دَلْكُ رُكْبَتِهِ 15,8 * دَلْكُ الموضعِ بالعاقرقرحا 14,13 * دَلْكُ رأسِهِ بالدُهْن 15,11 * نَطَلْتُ عليه شرابًا 14,23 * أدخَلْتُه الحَمَّامَ 10,16 * أدخَلْناه الحَمَّامَ 9,43 * الاستحمام 17,19 * أجلَسْتُها فى الأَبْزَن 17,17 * أُسَخِّنُ رأسه بالأدهان 14,6 * أن أُسَخِّنَ رأسَه بصَبِّ الأدهانِ المطيَّبةِ عليه 14,4 * كنتُ أُسَخِّنُ أَكْثَرَ من الترطيب 13,11 * إسْخانٌ 16,21 * 17,11 * إسخانُ العُضْوِ 14,18 * بَرَّدْتُ طِحالَه 1,20 * كَوَيْتُ موضعَ الوَجَعِ 2,7 * أمراضٌ جُفِّفَتْ 7,1 * فرطَّبْتُ بدنَه 5,4 * نُرَطِّبُه 16,21 * التَرْطِيبُ 4,3 * قَطَعْنَا أَصْلَ البقيَّةِ 2,19 * حَلَّلْتُ الوَرَمَ 21,22 * حَلَلْناهُ بِ 8,23 * لَطَّفْتُ المادَّةَ ب 16,19 * نُلَطِّفُ كَيْمُوسَه من غيرِ إسخانٍ قَوِيٍّ 16,21 * لأُقَوِّيَهُ من غير أن أُسَخِّنه أو أُبَرِّدَهُ 16,15 * قَوَّيْتُ مَعِدَتَه 16,19 * حَلَقْتُ رأسَه 11,8 * نَفَخْتُ من الجندبيدستر فى حَلْقِهِ 11,7 * غَرْغَرَةٌ 21,14 * تَعْدِيلُ الخِلْطِ 16,12 * نُعَدِّلُ حِدَّةَ كيموسه 16,21 عَدَّلَ المِزاجَ 4,4 * تعدِيلُ مزاجِه 3,7 * تعديل المِزاج 5,5 * إصلاحُ المِزاج 3,8 شَدَدْتُ ذِراعَه بالقُمْط شَدًّا مُحْكَمًا 14,9 * نَشُدُّ الرِباطَ على يديه 9,26 * شَدَدْتُ بقِماطٍ 14,12 * شددتُ فوقَه 15,5 * شددتُ فوقَ رُكبتِهِ 15,10 * رَبَطْنَا يَدَيْهِ ورِجْلَيْهِ 9,19

Heilmittel

دَوَاءٌ 1,10 * أَدْوِيَةٌ 3,9 * 14, 18.20 * دَوَاءٌ باردٌ 10,10 * أَدْوِيةٌ حادَّةٌ 3,7 * 4,2 * 13,7

Heilmittel : Simplicia

إسْقِيلٌ 9,18 * إسقيل مغموسٌ بالعَسَلِ 1,5 * الإسقِيلُ المطبوخُ بالزَيْتِ 15,7 * أَفْثِيمُون 1, 10. 12. 19 * 16, 14. 20 * أفسنتين 16,20 * إكليل المَلِكِ 8, 15. 18 *

9,22 * بِزْرُ الأَنْجَرَةِ 9,14 * أَنِيسُون 9,27 * آسٌ 16,15 * إِيرِسَا 9,30 * شَحْمُ إِيَّلٍ
17,9 * بابونَجٌ 8,11.14.18 * 9,22 * 18,11 * دُهْنُ البابونج 14,14 * دَقيق الباقِلَّى
18,12 * بَرْسِيَاوُشَانٌ 18,2 * بَسْفَايِجٌ 1,10 * عِلْكُ البُطْمِ 18,11.13 * بقلة
الحَمْقَاء 18,2 * البَقْلة الحَمْقاء البَرِّيَّة 21,17 * دُهن البَلَسَان 14,18 * عُصارة وَرَق
البَنْج 18,2 * بَوْرَقٌ 9,13 * بَيْضٌ 8,11 * بَيَاضُ البَيْضِ 18,11 * مُحُّ البَيْض 8,15.18
الصُفْرة 18,11 * رُبُّ التُوثِ 21,14 * تِينٌ 1,8 * 9,22 * جاوشير 14,18 *
جندبيدستر 9,20.29.30.33.37.40 * 11,7-9.13 * جَنْطِيَانَا 9,22 * حُرْفٌ
14,13 * عصارة الحِضْرِم 10,9 * حُضَضٌ 18,2 * حُلْبَةٌ 18,11 * حُمَّاضٌ 10,9 * شَحْم
الحَنْظَل 9,14 * 16,4 * 18,10 * حَيُّ العالَم 18,2 * 21,14 * ماءُ حَيِّ العالَم 17,13
الخَرْبَق الأَسْوَد 4,2 * خَسٌّ 7,8 * عُصارة الخَسّ 7,9 * شَرَابُ الخَسِّ 17,18 *
خَشْخَاشٌ 7,8 * خِطْمِيٌّ 8,11.18 * 13,8 * 18,11 * خَلٌّ 7,9 * 8,10 * 9,20.36
10,7.9 * 11,6 * خَلّ خَمْرٍ 16,15 * دُهْنٌ 8,18 * 9,12 * 14,23 * 15,8.11 *
17,17 * الدُهْن المطبوخُ فيه إسْقِيلٌ 9,18 * الأَدْهَانُ المطيَّبةُ 14,4 * الأَدْهانُ
العَطِرَة القابِضة 14,15 * رازيانَجٌ 9,17 * الرَوَائحُ الطَيِّبَةُ 21,8 * زُوفَا 9,26 *
زَيْتٌ 8,15 * 13,8 * 14,21.22 * 15,7 * زيتٌ قد طُبِخَ فيه شِبِتٌّ وسَذَابٌ وبِزر
الكَرَفْسِ 9,14 * سَذَابٌ 9,14.22 * عُصارة السَذاب 10,7 * 11,8 * دُهن السَذَاب
17,9 * سَقْمُونِيَا 1,10.21 * سِكَنْجُبِينٌ 9,27.29 * 11,7 * 16,13 * سِلْقٌ 1,8 *
9,22 * ماءُ سِلْقٍ 9,12 * دُهْنُ السَوْسَنِ 9,22.38 * 11,8.13 * 15,7 * عُصارة
السَوْسَن 11,6 * شِبِتٌّ 9,14.17.22.27 * دُهن الشِبِتّ 15,7 * شَرَابٌ 19,5 *
شَرَاب مبرَّدٌ 14,23 * الشَعَر المُحْرَق 11,9 * شَعِيرٌ 9,27 * دَقيق الشَعِير 8,11 * 13,8
18,11 * 21,16 * ماءُ الشَعِير 9,24 * 16,13 * 21,21 * شَمْعٌ 17,9 * شَمْعٌ معسول
17,13 * شِيطَرَجٌ 17,10 * عاقرقرحا 14,13 * 17,10 * عَدَسٌ 1,8 * عَسَلٌ 7,7 *
9,12.13.22.24.32 * إسْقِيلٌ مَغْموسٌ بالعَسَلِ 1,5 * ماءُ العَسَلِ 21,17.21 *

العُصارات 9,38 * 11,8 * العُصارات الباردة 7,9 * 8,11 * عَصَا الراعى 17,13 *
ماءُ العُنْصُل 1,8 * فَرْبِيُون 11,9.13 * 14,18 * 17,10 * فُلْفُل 9,27 * 11,13 *
14,13 * فُوتَنَجٌ 16,13.14 * عُصارة الفوتنج 9,36 * 10,7 * قاقِيَا 18,2 * قُرْطُمٌ
9,13.22 * لُبُّ القُرْطُمِ 1,8 * قَرْعٌ 17,13 * ورق القَطَفِ 8,11 * بِزْرُ قَطُونَا 21,16
قنطوريون 9,14 * عُصارة القنطوريون 9,40 * 11,13 * بِزْرُ الكَتَّان 13,8 * 18,11 *
كُرَّاث 9,27 * كَرَفْسٌ 9,17 * 16,13 * بِزْرُ الكَرَفْس 9,14 * كَرَنْبٌ 1,8 * 9,12.22 *
وَرَقُ الكَرَنْبِ 8,19 * ماء الكرنب 10,6 * ماءُ الكُزْبُرَة 21,14.16 * الكزبرة الرَطْبَة
8,19 * كماذريوس 9,37 * كُنْدُسٌ 11,13 * لَبَنٌ 7,9.14.15 * لَوْزٌ معجون بالعَسَل
9,32 * مُرٌّ 18,13 * عُصارة المرزنجوش 10,7 * مَيْعَة 17,9 * عصارة النَرْجِسِ 11,6
نَطْرُون 9,12.24 * عُصارة النَمَّام 9,20.36 * 16,15 * عصارة الهزفير 10,9 * وَرْدٌ
7,8 * 10,9 * عصارة الورد 8,10 * دُهن الورد 7,9 * 8,10.11.15 * 9,36 * 10,9 *
11,6 * 16,15 * 17,13

Heilmittel : Konfektionen

الدَوَاء المعمول بالخشخاش من غير عَسَلٍ 7,7 * مَرْهَمٌ من شَحْمِ إيَّلٍ 17,9 *
قِيرُوطِيٌّ 8,11 * 17,13.14.16.18 * غَرْغَرَةٌ 21,9.20 * طَبِيخٌ 1,8 * 9,26.30.37
طبيخ الخشخاش والخَسّ والوَرْد 7,8 * طبيخُ الكرفس والرازيانج والشِبِتّ 9,17 *
طبيخ الفُوتَنَج والكرفس 16,13 * طبيخ الأفتيمون والفوتنج 16,14 * مَطْبُوخ
الأفتيمون والأفسنتين 16,20 * ضِماد 8,8 ff. * 18,13 * 20,3 * 21,20 * أَضْمِدَةٌ
9,5.11 * 18,13 * ضِماد الخردل والنفسا 11,14 * ضِمادات مُطْفِئَةٌ مُسَكِّنة 1,14 *
نَطُول 9,39.40 * نَطُولات 9,5 * حُقْنَةٌ 1,2 * 7,11 * 9,29 * 12,7 * حُقْنَة حادَّة
1,20 * 9,24.34 * 10,13 * 11,5.11 * حُقْنَةٌ لَيِّنَة 9,12 * الإيَارَج 9,33 * 16,14
إيارَج فِيقَرَا 16,20 * الإيارَج المتَّخَذ بشَحْم الحَنْظَل 16,4 * 18,10 * الأَبْزَن
الفاتر 17,17

Heilmittel: Wirkungsweisen

أدوية عُسْر النَّفَس 17,2 * المُسَخِّنَاتُ 17,2.5 * 18,9 * المُبَرِّدَةُ 8,16 * 10,9 * المُبَرِّدات 18,8 * المُطْفِئَةُ 18,9 * ضِمادات مُطْفِئَة مُسَكِّنَةٌ 1,14 * المُحَلِّلَةُ 8,16 * 20,3 * المُحَلِّلَاتُ 21,20 * الأشياء المُحَلِّلة 9,39 * الضِماد المُحَلِّل 3 ,20 * فى الروادع تحليلٌ 12,8 * الرادعة 21,20 * الروادع 12,8 * 21,9 * الدافِعَة 20,3 * المُلَيِّنات 1,5 * ما يُلَيِّنُ طبيعتَه 1,4 * المُلَيِّنَةُ المُرَخِّيَةُ 8,23 * مَا يُقَوِّى 19,5 * مُقَوِّيَاتُ المعدة 15,2 * مُسْهِلٌ 2,2.4.6 * 9,41 * 11,12 * الأشياءُ المُقَبِّضَة 9,39 * الأدهان التى تجمع قَبْضًا وطِيبَ رائحةٍ 14,6

Herstellung der Heilmittel

طَبَخْتُ القُرْطُمَ 9,13 * طَبَخْنَا له شعيرًا وشِبِتًّا 9,27 * طبخنا الشبتَ والبابونَجَ وإكليلَ المَلِكِ 9,22 * يُطْبَخُ شىءٌ من البقلة الحمقاءِ 21,17 * أَلْقَيْتُ فيها شيئًا 9,14 * أَلقيتُ فى الطبيخ شيئًا من الإيرسا 9,30 * أَلْقَيْنَا فى الطبيخ قليلَ كماذريوس 9,37 * أَلقينا على تلك العُصارات دهنَ السَوْسَنِ 9,38 * أَضَفْتُ إلى القيروطِيِّ شَرَابَ الخَسِّ 17,18 * أَضَفْتُ إليه البابونج 18,11 * رَكَّبْتُ ضِمادًا 8,11 * رَكَّبْتُ قيروطِيًّا 17,13 * رَكَّبوا مَرْهَمًا 17,9 * خَلَطتُ اللَبَنَ بقَلِيلِ سقمونيا 1,21 * خَلَطْنَا الخلَّ بعُصارة النَمَّام 9,20 * خَلَطتُ شيئًا بدهن الورد 9,36 * خلطْنَا به فُلفُلًا 9,27 * خلطتُ به الصُفْرَة 18,11 * كنتُ أَخْلِطُ به الدَّقِيقَ 18,12 * خلطْتُ بالضماد بعضَ المُحَلِّلَاتِ 21,20 * خلطْنَا فى النَطُولِ عُصارة القنطوريون 9,40 * خَلَطْتُ مع دهن السَوْسَن عُصارة السَذَاب 11,8

Diät

التدبير 1,22 * 17,5 * دبَّرناه بهذا التدبير 7,12 * أُدَبِّرها بهذا التَدْبِير 17,20 * دبَّرته بتدبيرٍ لطيفٍ 12,9 * استعملْتُ هذا التدبيرَ 16,20 * فرطَّبْتُ تدبيرَه 2,11 16,19 * رطَّبنا تدبيره 2,22 * كان تدبيرها مُسخنًا 17,5 * كان تدبيرُه مُوَلِّدًا

لِخِلْطٍ غليظٍ 16,7 * الحِمْيَة وحُسْنُ التدبير 9,1 * غِذاءٌ 1,13 * 9,25 * 11,3 *
16,1 ff. * الاستعمال لِلأغذية اليابسةِ 17,5 * استَعْمَلَ الأغذيةَ الغليظةَ 9,2
أن يستعمل من الغِذاءِ اللَيِّنِ مع الأفثيمون 1,12 * غَذَوْتُه بِ 2,14 * 16,17 *
21,21 * غَذَوْناه بأغذيةٍ معتدلةٍ 9,41 * ولم أُغْذُهُ 9,29 * غَذَّيْتُهُ بِ 9,35 *
غَذَّيْناهُ بِ 7,12 * التَغْذِيَة 4,3 * يَغْتَذِى بما جرَت به عادَتُه 16,23 * أَطْعَمْتُها
من السَمَكِ 17,19 * سَقَيْتُه شَرابًا 16,17 * تقديم الإفراط فى الشُرْب 6,5 * لا يأْكُلُ
ولا يَشْرَبُ 3,10 * فأَكَلَ سَمَكًا كثيرًا 9,4 * كان طويلَ الصَوْمِ 5,1 * فُتاتُ الخُبْزِ
9,35 * خبزٌ سَمِيذٌ جيّد النضجِ 16,10 * خُبْزٌ مُنْقَعٌ فى ماءٍ حارٍّ 16,23 * خَمِيرٌ
2,21 * 16,10 * خندروس 16,8.9 * عُصارة الخندروس 2,14 * ماءُ الشعير 7,12
باقِلَّى 2,14 * الفَواكِهُ الرَطْبَة 9,2 * خَسٌّ 7,12 * دَجاجةٌ 17,17 * مَرَقُ
دجاجةٍ 9,35 * أكارِعُ المَعْزِ [البَقَرِ؟] 16,9 * إسفِيدَباجٌ 17,15.17 * بَيْضٌ
21,21 * سَمَكٌ سَمِينٌ 17,15.19 * السَمَك الصُخُورِىُّ 2,14 * الماءُ الحارّ 16,10 *
ماءُ الجُبْنِ 1,19 * شَرابٌ ممزوج 17,17 * شراب ممزوج رقيقٌ 16,17 * لَبَنٌ
1,21 * لَبَنٌ حَلِيبٌ 17,17 * حَساءٌ 17,15 * الحَساءُ المُتَّخَذُ من الباقِلَّى 2,14

fett – mager

سَمَكٌ سَمِينٌ 17,15.19 * ناحِلٌ 17,5 * ذَبُلَ بَدَنُها 17,5 * كان بَدَنُهُ قد جَفَّ
2,10

ärztliche Instrumente

خِرْقَة 17,13.14 * عِصابة قَوِيَّة 14,8 * قِماطٌ 14,9 ff. * حَلَلْتُ القِماطَ 14,17
قُمُطٌ 14,9 f. * فِراش 12,4 * أُنْبُوبَةٌ 11,7 * مِحْجَمَةٌ 14,16 * مَحاجِمُ 14,8

Maße

مِقْدارٌ 17,14 * مقدارٌ قَلِيلٌ 20,4 * مِقدارُ البَوْرَقِ 9,13 * مِقدارُ الجندبيد ستر
9,37 * أُوقِيَّتانِ 21,11.12 * أوقيّتان من الدم 21,5 * أُوقِيَّتان أُخْرَيانِ من

الدم 21,10 * ثلاثُ أَوَاقٍ 20,5 * مقدار ثلاثِ أواقٍ من الدَمِ 19,4 * رَطْلٌ 8,21 *
قَدْرَ رَطْلٍ 6,12 * نِصْفُ رَطْلٍ 6,17

Grund, Ursache

لِهٰذا 2,21 * 7,16 * 9,9 * لِذٰلك 2,16 * لِضُعْفِ الدِماغ 10,2 * لِسَهَرِهِ 8,3 * لِعَدَمِ
التشنُّجِ 13,5 * لِشِدَّةِ الحرارة 7,14 * لِشِدَّةِ نَوْبَةِ حُمَّاه 7,3 * لِلخَوْفِ من عود النَوْبة
14,21 * لِأَنَّ 12,9 * لِأَنَّه 1,13 * 2,10 * 3,8 * 4,4 * 5,3 * 6,6. 17 * 10,2. 8. 17
11,12 * 12,6. 11 * 15,2 * 16,4 ff. * لِأَنَّها 1,5. 10. 18 * 6,16 * 9,6 * 10,12 *
12,5 * 13,2 * 14,6 * لِأَجْلِ العَرَضِ 18,9 * لِأَجْلِ المادَّة 18,9 * لِأَجْلِ الصَفراءِ
12,9 * مِنْ إِدْمان ذلك الدَوَاءِ 1,10 * مِنِ احْتراق الدم 3,1 * مِنْ خَوْفه 4,1 *
مِنَ الامتناع عن الغِذاءِ 9,24 * مِنْ شِدَّةِ السُبَاتِ 11,12 * كان مَرَضُه مِنْ سُوءِ
مزاجٍ حارٍّ 10,8 * عَرَضَ له مَرَضٌ مِنْ أَخْلاطٍ لزجةٍ 1,2 * مِنَ البُخاراتِ 10,3 *
تَلْتَهِبُ الحُمَّى مِنَ الجندبيدستر 9,30 * مِنْ قِبَلِ وَرَمِ الحِجاب 8 ü * مِنْ أَجْلِ
فَساد الدِماغ 8,8 * مِنْ أَجْلِ الخَوْفِ مِنَ الحُمَّى 9,17 * مِنْ أَجْلِ أَنَّ 2,19 *
السرسام الحادث عن حِدَّة الأخلاط 7,1 * سَبَبُ مَرَضِهِ 3,3 * 12,5 * أَقْوَى سَبَبِ
عِلَّتِهِ 7,7 * كونُ سَبَبِ المرض سُوءَ المِزاج 7,21 * سَبَبُ الآفة البادى والسابقُ
17,4 * وسَبَبُ ذلك خُلُوُّ المَرَضِ من المادَّة 7,21 * سَبَبٌ فُعِلَ بالعَرَضِ 10,17 *
بِسَبَبِ ذلك 2,2 * بِسَبَبِ مرضٍ 1,1 * بِسَبَبِ حُمَّاه 1,13 * بِسَبَبِ حِدَّةِ حُمَّاه
12,6 * بِسَبَبِ الأَرَقِ 3,6 * بِسَبَبِ السَهَرِ 7,3 * بِسَبَبِ ما تَقَدَّمَ من الوَجَعِ 13,3
بِسَبَبِ حرارةٍ ويُبُوسةٍ 7,2 * بِسَبَبِ التُخَمَةِ 9,6 * بِسَبَبِ سُوءِ الهَضْمِ 9,10 *
فَلِسَبَبِ هذه الأشياءِ 3,4 * تَبَعَ ذلك 10,14

Zeitbestimmung: Allgemeines

قديمًا 1,2 * تدبيرُها المتقدِّمُ 17,5 * سَبَبُ الآفةِ البادِى والسابقُ 17,4 * فى
زمانٍ قَلِيلٍ 6,6 * وبَعْدَ قليلٍ 14,11 * تَرَكْتُهُ قليلًا 14,17 * قليلًا قليلًا 6,11 *

9,39 * ماتَ عاجلاً 6,8 * أَوَّلاً 7,14 * 18,10 * أَوَّلاً فَأَوَّلاً 8,23 * 9,37 * أَوَّلاً
... ثُمَّ ... ثُمَّ 16,3 * 21,21 * أَوَّلاً ... ثانِيًا 9,12.13 * ثانِيًا 6,18 * 16,20 * ثُمَّ
بعده الآنَ 18,7 * بعد ذلك 6,13 * 9,1.14.24 * 11,13 * 15,9 * 16,13.23 *
18,3.11 * قَبْلَ ذلك 8,4 * 17,7 * بِأَخَرَةٍ 4,2 * 9,40 * وفي الآخِرِ 8,17 *
11,14 * أَخِيرًا 13,10 * مَرَّةً 1,8 * 19,2 * كُلَّ يومٍ مَرَّةً 1,5 * في اليوم
مَرَّتَيْنِ ثلاثةً 1,6 * ثلاثَ مَرَّاتٍ 9,22 * مِرارًا 3,7 * 16,20 * 20,5 * دَفْعَةً
14,21 * دَفْعَتَيْنِ 9,29 * 12,7 * ثلاثَ دَفَعاتٍ 2,6 * في أَرْبَعِ دَفَعاتٍ 8,21 *
مُدَّةً 2,5 * وَقْتًا ووَقْتًا 8,19 * كُلَّ وَقْتٍ 14,22 * وَقْتَ الغِذاءِ 16,23 * وَقْتَ
التنفُّسِ 17,1 * وَقْتَ تَحَرُّكِ النَّوْبة 14,7 * إلى وَقْتِ النَّوْبَة 15,7 * إلى وَقْتِ
دُخول النَّوْبَة 14,25 * في وَقْتِ النَّوْبة 14,6 * في ذلك الوقت 14,4 * في غيرِ وَقْتِهِ
14,4 * يَتَأَخَّرُ غِذاؤه عن الوَقْتِ 16,1 * أَوْقاتًا 17,5 * بَعْضَ الأَوْقاتِ 6,1 *
14,14 * في بَعْضِ الأَوْقاتِ 8,13 * 18,9 * أَحْيانًا 18,9 * أَحْيانًا ... وأَحْيانًا ...
وأَحْيانًا 10,3

Zeitbestimmung: Lebenszeit

عُمْرَهُ 16,24 * في زَمانِ الانحِطاطِ 3,4

Zeitbestimmung: Jahre, Monate, Tage, Tageszeiten, Stunden

في كُلِّ سَنَةٍ 2,2 * جَرَى على ذلك قَرِيبٌ مِن سَنَةٍ 1,7 * كُلَّ سَنَةٍ في الرَّبيعِ
2,1 * والفَصْلُ رَبيعٌ 21,7 * مِن وَقْتِ الاستِواءِ إلى أَنْ يَشْتَدَّ الحَرُّ الرَّبيعيُّ
2,3 * في زمان الربيع 10,4 * الربيعُ وَقْتُ انحِلالِ الرُّطوبات 10,4 * في الصَّيْفِ
7,2 * في الشِّتاءِ 10,4 * نَحْوَ شَهْرٍ 2,4 * في بعض الأَيّامِ 9,4 * في اليَوْمِ الأَوَّلِ
1,13 * في اليَوْمِ الثاني 1,13.17.18.21 * 8,4 * 9,33 * 10,6.11.12 * مِنَ الغَدِ
1,12.19 * 9,36 * 11,11 * 14,24 * 16,10 * 17,16 * 21,12.16 * ولَمّا كان مِنَ
الغَدِ 9,31 * 13,9 * في غَدِ ذلك اليَوْمِ 1,16 * في ذلك اليوم ومِن غَدِهِ 21,15 *

وفى اليوم الثالثِ 9,27 * فى الثالث 2,12 * 8,5 * فى اللَّيلة الثالثةِ 6,4 * فى الرابعِ
9,29 * 16,14 * فى ثلاثة أربعة أيّامٍ 1,2 * فلمّا كان فى الخامِسِ 2,9 * وفى اليوم
الحادِىَ عَشَرَ 10,15 * فى الرابع عشر 12,10 * 21,22 * فلمّا كان اليومُ السابِعُ والعِشرون
9,42 * فى اليوم التاسِع والعِشرين من مَرَضِهِ 7,17 * فى سائرِ الأيّامِ إلى وقت النَّوْبة
14,6 * فلمّا كان يَوْمُ النَّوْبَة 14,7 * 15,8 * مُنْذُ ثلاثةِ أيّامٍ 6,1 * بَعْدَ ذلك اليوم
8,15 * 21,18 * بعد ثَمَانِينَ يَوْمًا 2,16 * بَعْدَ يومٍ وليلةٍ 18,14 * إلى اليوم الثالثِ
6,15 * إلى الرابع 10,12 * أَتَى على مَرَضِهِ أيّامٌ كثيرةٌ 12,6 * هذا اليَوْمَ 7,3 * ذلك
اليَوْمَ 17,14 * يَوْمَهُ ذلك 9,25 * ذلك اليَوْمَ إلى نِصْف اللَّيْلِ 19,7 * اليَوْمَ وليلتَهُ
التى بَعْدَهُ 8,12 * يومًا وليلةً 7,9 * يَوْمَيْنِ 2,12 * يومَيْنِ آخَرَيْنِ 6,4 * 7,12 *
ثلاثةَ أيّامٍ 11,3 * 16,13 * أربعةَ أيّامٍ 2,8 * ثمانيةَ أيّامٍ 1,22 * أَحَدَ عَشَرَ
يومًا 10,15 * عِشرِينَ يومًا 7,2 * نَحْوَ ثلاثين يومًا 2,14 * خمسِينَ يومًا 16,22 *
يَوْمًا يَوْمًا 17,20 * أوَّلَ يومٍ 10,12 * أيّامًا 8,23 * أيّامًا كثيرةً 8,15 * كُلَّ يَوْمٍ
8,16 * 14,25 * وفى كُلِّ ثلاثةِ أيّامٍ 9,41 * كُلَّ ثلاثة أربعة أيّامٍ 14,27 * صَبَاحَ
يومٍ 15,3 * يَوْمَه وليلتَهُ 9,21 * ليلتَه تِلْكَ ويَوْمَهُ 14,22 * وفى اللَّيْلِ 13,2 * فى
ليلتِهِ 7,3 * تِلْكَ الليلةَ 17,16 * بالليل ووَقْتَ السَّحَرِ 3,6 * أوَّلَ اللَّيْلِ 6,7 * فى
آخِرِ اللَّيْلِ 7,18 * مَسَاءً 17,15 * عند المَسَاءِ 14,23 * 17,19 * وقتَ المَسَاءِ
16,23 * عِشَاءً 1,12 * كُلَّ يَوْمٍ بالعَشِيِّ 12,5 * ثلاثَ ساعاتٍ 15,9 * بَعْدَ الوَجَعِ
بسَاعةٍ 18,6 * بعد حُدُوث الوجع بِساعَةٍ 18,5 * فى الساعة الخامسة من النَّهَارِ
21,7 * نَحْوَ الساعة الخامسة مِن النَّهَارِ 14,9 * فى الساعة التاسِعَةِ 21,10 * فى
الساعة الأُولَى مِنَ الليل 21,11 * فى الساعة الثالثة 21,12

Ortsbestimmung

هُنَاكَ 13,4.5.10 * فى الطريق 11,3 * المدينة 11,4

Dauer, Wiederholung

فَلَبِثَ الوَجَعُ فى فَكِّهِ مُدَّةً 2,5 * لَبِثَ يَوْمَه ذلك بِلا غِذاءٍ 9,25 * لَبِثَ نُمَرِّخُ
بَدَنَه ... دائمًا 9,28 * رأَيْتُ الوَرَمَ لابِثًا 21,18 * مكث الخَيالاتُ يومَيْنِ 2,12 *
مَكَثَ على هذا التدبير 1,22 * فتَمَكَّثُ به العِلَّةُ 2,3 * المُقامُ عِنْدِى 15,3 *
أَدْمَنَ استِعْمالَه 1,6 * إِدْمانُ ذلك الدَّواء 1,10 * غِبٌّ لازَمَهُ عِشْرِينَ يومًا 7,2
بَقِىَ ذلك اليومَ 19,7 * بَقِىَ مَسْبُوتًا 11,3 * بَقِىَ معه نَوْمٌ 9,42 * بَقِيَتْ يُبُوسَةٌ
7,13 * بَقِيَتِ المادَّةُ فى حِدَّتِهِ 8,5 * يَبْقَى غَلِيظُ المادَّةِ 14,15 * بَقِىَ اختلاطُ
العَقل بعد سُكون النَّوْبة 7,3 * بَقِىَ الوَجَعُ بحالِهِ 21,10 * دامَ على ذلك 15,11 *
كان لا يَدُومُ بالمالنخوليا 1,12 * حُمَّى حادَّةٌ دائِمةٌ 12,1 * كان يُحَرِّكُ يَدَيْهِ
دائِمًا 12,4 * أنْ يُصَيَّحَ به دائِمًا 11,10 * يَرْتَفِعُ بُخاراتٌ دائمًا 10,2 * كان
يَنالُه دائمًا نَزَلاتٌ 10,2 * أنْ يُدْلَكَ دائمًا 11,6 * كُنَّا نَدْلُكُ بَدَنَهُ دائِمًا 9,26
أن يُنَبِّهَهُ دائمًا 9,19 * داوَمْنَا ذلك 7,9 * مُداوَمَتُه على النَّظَرِ 3,3 * أَدامَ
دُخولَ الحَمَّامِ 9,43 * أن يُدِيمَ ذلك إلى وقت النَّوْبَةِ 15,7 * دَوَامُ الاختلاط
7,5 * طال بِرَجُلٍ حُمَّى الرِّبْعِ 5,1 * كان طَوِيلَ الصَّوْمِ 5,1 * يُطِيلُ فى المَجالِسِ
الجُلُوسَ 16,1 * فلم يَتَدارَكْ إسهالَه حتَّى تَمَّ 8,5 * حَفِظَتْ حرارةَ الزَّيْتِ 14,22
لم أَزَلْ أُسَخِّنُ 14,6 * لم تَعُدِ النَّوْبَةُ 14,26 * عَوْدُ النَّوْبةِ 14,21 * فعادَ عليه
عَقْلُهُ 16,11 * عاوَدَتْهُ 14,17 * عاوِدْ موضِعَ الشَّدِّ 14,11 * لم تُعاوِدْهُ النَّوْبةُ
16,24 * كان اعتاد الحِمْيَةَ 9,1 * ما جَرَتْ به عادَتُهُ 16,23 * فصُبَّ الحارُّ
عليه مُجَدَّدًا كُلَّ وَقْتٍ 14,22 * الاستفراغ المتواتِرُ 4,2 * فحَلَبْنَا ... مُتواتِرًا
7,14 * كان نَفَسُهُ متواتِرًا 8,9 * كنتُ أُغَيِّرُ الضِمادَ ... تغييرًا متواتِرًا 8,12
أَنْ يَمْسَحَ بَدَنَه مَسْحًا متواتِرًا 9,18

Wechsel, Veränderung

كنتُ أُغَيِّرُ الضِمادَ ... تغييرًا متواتِرًا 8,12 * أُغَيِّرُ الخِرْقَةَ 17,14 * يُغَيِّرُ

القِيرُوطِيّ 17,16 * تَغَيَّرَ تَغَيُّرًا عظيمًا إلى البُرْءِ 9,43 * غَيْرُهُ 18,4 * بَدَلَهُ 1,8 * أَعْطَيْتُهُ لونًا بَدَلَهُ 9,32 * بَدَّلْتُهُ كُلّما بَرُدَ 13,8 * يَخْلِطُ النَّوْعَيْنِ 18,9 * يُخالِطُ الغَمَّ فَرَحٌ 3,2 * كانَتْ أَعْراضُهُ مُختلِطَةً 12,5 * أَحالَ الخِلْطُ الرديءُ الغِذاءَ إلى نَفْسِهِ 16,13 * الماءُ يَستحِيلُ إلى الصَفْراءِ 7,15 * استِحالةُ اللَبَنِ 7,14 * أُعاقِبُ استِعْمالَ تلك الأَضْمِدة واحد بعد آخَرَ تَعاقُبًا دَوْرِيًّا 18,13 * صارت المادَّةُ تَمِيلُ إلى عُضْوٍ شَرِيفٍ 2,17 * جَعَلْتُ مكانَ دُهْنِ الورد الزَيْتَ 8,15 * ومَرَّ دَوامُ الاختلاط على أنَّه يقع في السِرْسام 7,5

Stärke – Schwäche

قَوِيَ العَلِيلُ بذلك 7,10 * لِيَقْوَى الدِماغُ 9,20 * قَوِيَ رَجائِي 13,9 * 21,14 * قَوَّيْتُهُ 21,8 * يُقَوِّيهِ 14,23 * نُقَوِّيهِ 16,21 * لِأُقَوِّيَ رأسَه 16,15 * أَنْعَشْتُ قُوَّتَهُ 5,4 * قُوَّتُهُ كانت قَوِيَّةً 1,18 * 21,18 * شابٌّ قَوِيٌّ 21,3 * إِسْخانٌ قَوِيٌّ 16,21 * عِصابةٌ قَوِيَّةٌ 14,8 * دَلْكٌ قَوِيٌّ 11,6 * دَواءٌ قَوِيٌّ 1,10 * حُمَّى قَوِيَّةٌ 10,6 * أَقْوَى سَبَبِ عِلَّتِهِ 7,7 * أَمْكَنَهُ الازديادُ 21,17 * يُمْكِنُنِي أَنْ 11,12 * يُمْكِنُ أَنْ يَموتَ 19,3 * كانت البقيّةُ قد ضَعُفَتْ جِدًّا 2,20 * قَلِيلُ ضُعْفٍ 15,2 * ضَعْفُ الدِماغِ 10,2 * كانت حُمّاه في غاية الضَعْفِ 11,7 * كانت مَعِدَتُهُ ضَعِيفةً 10,2 * سُقُوطُ قُوَّتِهِ 9,27 * لم يَكُنِ الفَزَعُ بِقَوِيٍّ 3,2 * لم يكن سُباتُها قَوِيًّا 13,3 * لا يُمْكِنُهُ رَفْعُ الأَجْفانِ 12,3 * لم يُمْكِنِ استِخْراج الدم 6,16 * لا تَقْدِرُ على 20,3 * 21,9

Anstrengung – Leichtigkeit

عُسْرٌ 9,16 * صَعْبَ إِسْخانُ العُضْوِ 14,18 * عند التَعَبِ 17,7 * بعد جَهْدٍ 1,11 * يفتق بِجَهْدٍ 11,14 * كان يَتَحَرَّكُ بِجَهْدٍ 11,10 * سُهُولةٌ 9,16 * بِسُهولةٍ 2,11

vorhanden sein – fehlen

حَضَرْتُها 17,3 * كان يَحْضُرُ مَجالسَ 16,1 * حُضِرْتُ 10,8 * تَبَيَّنَ 13,10 * ظَهَرَ

8,22 • 18,2 • ظَهَرَ النَفْعُ 17,14 • ظَهَرَ صَلَاحُ 10,13 • ظَهَرَ عَرَقٌ 7,17 • ظَهَرَ حُمرةٌ 7,4 • ظَهَرَ الأعراضُ 12,2 • ظَهَرَ وَرَمٌ 21,22 • نَزَلَ نُزُولًا ظاهِرًا 8,4 • كانت العلاماتُ ظاهِرةً 6,5 • لم يَكُنْ فى الطِحَالِ وَرَمٌ 1,1 • لِعَدَمِ التشنُّجِ 13,5 • تقصِيرُ 13,5 • لم يَظْهَرْ شىءٌ 14,19 • 20,6 • لم تَظْهَرْ حَرارةٌ 2,1 • لا تَظْهَرُ حُمْرَةٌ 19,1

vermehren – vermindern

أنْ يَزِيدَ فى الحُمَّى 9,21 • تَزِيدُ الأَدويةُ فى المادّةِ السوداوِيّةِ 13,7 • أَزِيدُ فى المُحَلِّلَةِ 8,16 • 21,20 • زادُوا فى الإسْخَانِ 17,11 • زِدْتُ فيه إكليلَ المَلِكِ 8,15 زِدْتُ فى الضِمادِ قَليلَ بابونَجٍ 8,14 • كُنَّا نَزِيدُ فى مقدار الجندبيدستر 9,37 • زِدْتُ فى مقدار البَوْرَقِ 9,13 • كُنَّا نَزِيدُ الأشياءَ المُحَلِّلَةَ 9,39 • أَضَفْنَا إلى الطبيخِ قليلَ زُوفَا 9,26 • أَضافُوا إليه فَرْبيُون 17,10 • اِنْضَافَ إليه السِنُّ 3,5 • يكثر وينقص أعراضُ النِسْيَانِ 10,14 • أَكْثَرْتُ من البابونج 8,18 • اِنبَسَطَ الوَرَمُ إلى 21,18 • كنتُ أَنقُصُ من المبرِّدَةِ 8,16 • كنتُ أَنْقُصُ من الرادعة 21,20 كُنَّا نَنْقُصُ من المقبِّضَةِ 9,39 • تَناقَصَتِ البقِيَّةُ قليلًا قليلًا 2,19 • يَتَنَاقَصُ بُرودةُ العُضْوِ 14,19

viel – wenig

يَكْثُرُ بُزاقُه 16,18 • مِن كَثْرَةِ استعمال المُسَخِّنَاتِ 17,5 • كانت كثيرةَ السَهَرِ 17,5 • كان دِماغُه كثيرَ الرطوبةِ 10,2 • كثيرٌ من أصحابِ هذه العِلَّةِ 5,5 • شىءٌ كثيرٌ 7,16 • دَمٌ كثيرٌ 8,3 • مَرارٌ كثيرٌ 6,14 • بَلْغَمٌ كثيرٌ 9,15 • 16,16 • عُطاشٌ كثيرٌ 10,11 • اِنزعاجُه الكثيرُ 16,7 • سَمَكٌ كثيرٌ 9,4 • أفثيمون كثيرٌ 1,10 • لَهِيبٌ كثيرٌ 14,16 • حرارةٌ كثيرة 18,1 • الفَوَاكِهُ الكثيرةُ 9,2 • رُطوباتٌ كثيرةٌ 10,6 • أيَّامٌ كثيرةٌ 12,6 • أيَّامًا كثيرةً 8,15 • سَكَنَ سُكونًا كثيرًا 1,17 • سَهَلَ سُهولةً كثيرةً 17,16 • يَزِيدُ زِيادةً كثيرةً 6,6 • أَخَذَ المُلَيِّنَاتِ كثيرًا 1,5

أن يُحرِّكَ العُضوَ كثيرًا 14,25 * صَلاحٌ أكْثرُ 10,13 * أكْثرُ مَرَضِهِ 11,12 * أكْثرُ
ما يَنالُه الأذَى بالليل 3,6 * كنتُ أُسخِّنُ أكْثرَ من الترطيب 13,11 * يَظْهَرُ أكثرَ
21,14 * جَعَلْتُه أكْثرَ 8,15 * فصَلُحَ أكْثرَ 16,9 * تَدْفَعُهُ إلى داخِلٍ أكْثرَ 20,3 *
سَهُلَ تنفُّسُه أكْثرَ 21,11 * عُسْرٌ عظيمٌ 17,1 * كان السُباتُ عظيمًا 13,6 * بَرْدٌ
شديدٌ 11,2 * شِدَّةُ الحرارةِ 7,14 * شِدَّةُ السُباتِ 11,12 * دَمٌ كافٍ 1,16 * 19, 21,
استفرغ استفراغًا كافيًا 9,34 * أسْهَلَهُ إسْهالًا كافيًا 21,17 * قَلَّما يَبْرَأُ 7,1 *
مقدارٌ قليلٌ 20,4 * عَرَقٌ قَليلٌ 7,17 * الماءُ القَليلُ 7,15 * في زمانٍ قليلٍ 6,6 *
فَرَحٌ قليلٌ 3,2 * فُلْفُلًا قليلًا 9,27 * مَرَقُ دجاجةٍ قليلٌ 9,35 * قليلٌ من
النَطرون 9,12 * قليلُ كماذريوسٍ 9,37 * قليلُ زُوفَا 9,26 * قليلُ بابونجٍ 8,11 *
قليلُ خَلٍّ 7,9 * قليلُ سَقْمُونيَا 1,10 * في مَعِدَتِهِ قليلُ ضُعْفٍ 15,2 * وبعد قليلٍ
14,11 * نامَ قليلًا 7,10 * سَكَنَ اللَذْعُ قليلًا 1,16 * قليلًا قَليلًا 2,18.19 * شيءٌ
يسيرٌ 1,11 * بَلْغَمٌ يسيرٌ 13,10 * حِدَّةٌ يَسِيرة 7,11 * حُمْرة يسيرةٌ 18,1 * 21,2 *
يَسيرٌ من الجندبيدستر 9,29 * أُسْهِلَ يسيرًا 8,5 * سَهُلَ التنفُّسُ يسيرًا 21,10

Teil – Ganzes

شيءٌ مِن الإيرسَا 9,30 * شيءٌ من الإيارَجِ 9,33 * بَعْضُهم ... وبَعْضُهم 18,4 * على
نِصْفِ الذِراع 14,12 * البَقِيَّة 2,19.21 * بَقِيَتْ منه بَقِيَّةٌ 6,16 * سائرُ بَدَنِهِ
15,4 * طِحالُهُ وسائرُ بَطْنِهِ 1,14 * سائرُ الفَقاراتِ 17,14 * سائرُ الأَطِبَّاءِ 17,12 *
جميعُ صَدْرِهِ 8,11 * جميعُ بدنه 14,15 * عَمِلُوا جميعَ ما يَجِبُ 6,9 * جَماعةٌ
من الأَطِبَّاءِ 18,4 * اِجْتَمَعَ في معدته خِلطٌ غليظٌ 16,2 * بَرَأَ بُرْءًا تامًّا 1,22 *
2,15 * بَرَأَتْ بُرْءًا تامًّا 17,20 * سَكَنَ سُكونًا تامًّا 2,7 * بالتَمامِ 12,11 * 19,6 *
حَذَفْنا المقبِّضَةَ جُمْلةً 9,39 * فزالتِ العِلَّةُ بالكُلِّيَّةِ 16,22

manchmal, selten

رُبَّمَا ... ورُبَّما 21,4 * رُبَّما تَخَلَّصَ في النادِرِ 21,1

nur

لا تُجِيبُ إلّا 1,2 * كان لا يُجِيبُ إلّا بعُسْرٍ 9,16 * لا يَنْقَطِعُ تَوَلُّدُهُ إلّا بإصْلاحِهِ 3,8 * لم تَكَدْ تُجِيبُ إلّا 1,10 * لم يَكُنْ إلّا 13,5 * وما رأيتُ واحِدًا تَخَلَّصَ منه إلّا رَجُلًا 7,1 * إلّا أنِّي 2,13 * إلّا أنَّه 1,12 * 12,4 * إلّا أنَّها 2,20 * إنَّما نَتَجاسَرُ على الفَصْدِ إذا ... 9,7 * كان يُحِسُّ بنَخْسٍ فَقَطّ 1,1 * دَفَعْتُ إليه ماءَ الجُبْنِ وَحْدَهُ 1,19 * أَعْطَيْتُهُ السِكنجبينَ وَحْدَهُ 16,13 * أُضَمِّدُ بالكُزْبُرة وَحْدَها 8,19 * اِقْتَصَرْتُ على المُحَلِّلَةِ وَحْدَها 8,17 * يَقْتَصِرُ على مِقْدارٍ قليلٍ 20,4 * لا يَكْتَفِى بتعديلِ الخِلْطِ 16,12

Sinneswahrnehmung, Erfahrung, Erkenntnis

الحِسُّ 17,1 * بِلا حِسٍّ 11,3 * يُحِسُّ بشَىْءٍ 14,1 * أَحَسَّ فى كَفِّهِ بشَىْءٍ باردٍ 14,9 * يُحِسُّ ببَرْدٍ شَدِيدٍ 14,10 * كان يُحِسُّ فى طِحالِهِ بِنَخْسٍ 1,1 * يُحِسُّ بالوَجَعِ 2,5 * يُحِسُّ بتَمَدُّدِ الوَجَعِ 18,7 * أَحَسَّ بحرارةٍ 18,13 * يُحِسُّ الحرارةَ 18,5 * رأَيْتُ 11,7 رَأَى ذلك 6,7 * رأيتُ ذلك 17,6 * رأَيْتُهُ 19,5 * رأيتُ إنسانًا 21,2 * رأيتُ آخَرَ 20,1 * ما رأيتُ واحدًا 7,1 * لم أَرَ أَحَدًا 19,1 * لم يَرَ أحدًا 20,7 * رَأَوْها 17,10 * فرأيتُ أنْ 14,4 * رأيتُ أنَّ 7,7 * 9,30 * رأيتُ أنّه 16,12 * رأيتُ نضجًا 9,33 * رأيتُ أثَرَ النُضْجِ 5,3 * رأيتُ مالنخوليا 1,1 * رأيتُ بَدَنَها ناحِلًا 17,5 * رأيتُ النَبْضَ قد لانَ 8,17 * رأيتُ حَرَكَةَ عينَيْهِ 16,6 * رأيتُ الورَمَ لابثًا 21,18 * رأيتُ الخِلْطَ بَلَغَ 10,16 * يَرَى خَيالاتٍ 9,2 * يَرَى خَيالاتٍ فاسدةً 3,6 * رأيتُه لا يُسَخَّنُ 11,8 * أَرَيْتُهُم أنَّه 2,18 * النَظَرُ فى علوم الهندسة 3,3 * لَذْعٌ يَجِدُهُ فى طِحاله 1,7 * الضِيق الذى يَجِدُهُ فى الصَدْرِ 8,21 * وَجَدَ لَذَّةً 18,3 * يَجِدُ الحرارةَ 18,5 * وَجَدْتُهُ أَبْرَدَ 15,4 * وَجَدْتُ بَدَنَها صُلبًا 13,3 * وَجَدْنا بَدَنَه نَقِيًّا 7,18 أَجِدُ ما يَسِيلُ ينضج 10,14 * وَجَدْتُهُ صَلَحَ 9,31 * وجدتُ به ضِيقَ النَفَسِ 8,8 وَجَدَهُ [sc. الإسقيلَ] نافِعًا 1,6 * وَجَدَ راحةً 7,11 * وَجَدَ راحةً وسَعَةً 21,5

أَعْرِفُ إِنْسانًا آخَرَ 2,1 * 3,1 * لا نَعْرِفُ الموضعَ 15,2 * عَلِمْتُ أَنَّ 6,15 * 8,8 * 12,5 * 13,5 * 17,3 * ينبغى أَنْ يُعْلَمَ أنّه 20,6 * اِعْتَقَدُوا أَنَّ 8,1 * كنتُ مُتَيَقِّنًا بأَنِّى 2,13 * تَحَقَّقَ لى ذلك 16,8 * تَحَقَّقْتُ أنّه 17,8 * صَحَّ عندى أَنَّ 13,6 * ما اسْتَصْوَبْتُ شيئًا من ذلك 9,6 * ظَنَّ أَنَّ 2,4 * 8,7 * 18,2 * ظننتُ أَنَّ 1,10 * 13,3 * 16,7 * يَظُنُّونَ أنّه 14,2 * يَظُنُّ كأَنَّ 14,10 * ظَنَّه صَرْعًا بلغميًّا 16,4 * كان يَظُنُّ بنَفْسِهِ ظُنُونًا 5,2 * يتوَهَّمُ أَنَّ 14,5 * حَدَسْتُ أَنَّ 13,10 * حَيَّرَ 4,2 * تَحَيَّرَ الأطبّاءُ من بُرْئِهِ 2,17 * تَعَجَّبَ مِن 10,10 * تَعَجَّبَ منه الناسُ 9,43 * لا تَتَعَجَّبْ مِن 7,15 * وكان هذا مِنَ العَجَائِبِ 7,20 * خَيالات 2,12 * لم يُنْكِرْ شيئًا 2,8 * طبيبٌ غيرُ مُدَرَّبٍ 3,7

Schlaf – Wachen

نَوْمٌ 9,42 * 11,12 * نَوْمٌ عظيمٌ ثقيلٌ طويلٌ 7,17 * فى نَوْمِه 3,6 * نامَ 3,6 * نامَ قليلًا 7,10 * اِنْتَبَهَ 7,19 * أَنْ يُنَبِّهَهُ دائمًا ولا يَدَعَه يَسْتَغْرِقُ فى النوم 9,19 * أَنْ يَمْنَعُوه من النَّوْمِ 19,8 * اليقظة 9,19 * نُوقِظُهُ 9,28 * أَنْ يُوقَظَ 11,10 * اِسْتَيْقَظَ 9,31 * أَرَقٌ 3,6 * سَهَرٌ 1,13 * 2,20 * 7,3 * 8,3 * 17,5

Seelenvermögen

عَقْلٌ 8,2.20 * 16,11 * فِكْرٌ 7,19 * 8,6 * أَفكارُهُ 5,2 * كان فِكْرُه ساهِيًا 9,42 * أعراضُ النِّسْيانِ 10,14 * التَّخَيُّلُ 13,5

Freude – Trauer

تَفْرِيحٌ 4,3 * فَرَحٌ قليلٌ 3,2 * غَمٌّ 2,16.20.22 * الفَزَعُ والغَمُّ 3,2

Hoffnung – Verzweiflung

قَوِىَ رَجَائِى 13,9 * 21,14 * رَجَوْتُ بُرْءَه 5,3 * رُجِىَ صَلاحُه 6,8 * قَطَعْتُ منه رَجَائِى 19,6 * اِنْقَطَعَ عنه الرَّجاءُ 2,13 * أَيِسْتُ منه 19,5

Mut - Furcht

لم تَهُلْنِي تلكَ الأعراضُ 2,13 * نَتَجَاسَرُ على الفَصْد 9,7 * لا نَتَجَاسَرُ عليه 9,8 * ولم نَتَجَاسَرْ على ذلك 7,14 * فلَمْ أَجْتَسِرْ على الاستِفْراغ 2,10 * فلَمْ نتجاسَرْ على حَقْنِهِ 9,21 * لم نتجاسَرْ على إعْطائِهِ 9,17 * ولم أَجْسُرْ على فَصْدِهِ 12,6 * خِفْتُ أنْ 14,15 * 21,9 * الخَوْفُ مِن الحُمَّى 9,17 * خَوْفًا من الغَشْيِ 21,6 * خَوْفًا مِنْ أنّ 9,21 * لِلخَوْفِ مِن عود النَوْبة 14,21 * لِلخَوْفِ من استِحالة اللَبَنِ 7,14 * مِنْ خَوْفِهِ 4,1 * فزعتُ أنْ 2,6 * فَزِعْنَا مِنْ 9,27 * الفَزَعُ 16,6 * الفَزَعُ من المَوْتِ 2,16 * الفزَعُ والغَمُّ 3,2 * جَبَانٌ 19,6

sprechen, reden

قُلْتُ 18,8 * قُلْتُ إنَّ 10,17 * 13,4 * قلتُ لأَهلِهِ 19,3 * قلتُ لَهُمْ 6,8 * قال 14,11 * قال إنّه 14,10 * فقال نَعَمْ 18,7 * قالوا لَا 19,6 * تَكَلَّمَ 9,31 * أَعْلَمْتُ أَهْلَهُ 21,4 * يُخْبِرُنِي 14,7 * حَكَى لي 6,1 * ذَكَرْتُهُ 14,18 * ذكَرْنَاهُ 9,26 * ذَكَرَ أنَّ 18,6 * ذَكَرَتْ أنّه 17,7 * يَذْكُرُ أنّه 14,1 * لم يَذْكُرْ ذلك 20,7 * ما ذَكَرْتُ 15,5 * العُصارات التي ذكرْنَا 11,8 * ما ذُكِرَ 16,19 * الطبيخُ المذكور 9,30 * الدُهْنُ المذكور 15,11 * الأَغذيةُ المذكورة 16,17 * أقَرَّتْ بذلك 17,7 * تُجِيبُ 13,2 * يُجِيبُنَا بسهولةٍ 9,16 * فأَجَبْتُهُ إلى ذلك 9,32 * لم يُجِبْنِي إلى ذلك 20,4 * سَأَلَتْنِي عن 10,17 * سأَلْتُه هَلْ ... 14,9 * صِحْنَا بِهِ 9,16 * صِيحَ بها 13,2 * أنْ يُصَيِّحَ به بصَوْتٍ عالٍ 11,10 * دَعَانِي 16,6 * دَعَوْنِي 6,7 * دُعِيتُ إلى مريضٍ 12,1 * دُعِيتُ إلى عَليلٍ 6,1 * 8,1 * دُعِيتُ إلى عِلاجه 11,4 * دَعَا جماعةً من الأَطِبَّاء 18,4 اِسْتَعَانَ بي 14,3 * طَلَبَ شيئًا 9,31 * طَلَبَ مِنّي شيئًا 1,4 * شَكَا شِدَّةَ القِماطِ 14,16 * يَشْكُو لَذْعًا في طِحاله 1,15 * شكا إلَيَّ لَذْعًا 1,7 * كان يَتَشَكَّى الضِيقَ 8,21

Freiheit – Notwendigkeit

واخْتَارُوا أنّ 6,9 * لم يَحْتَجّ إلى استفراغٍ 5,4 * يَحتاجُ إلى الاستفراغ 16,12
أعضاءٌ تَحتاجُ إلى الغِذاءِ 9,24 * يَجِبُ أنّ 18,8 * جميعُ ما يَجِبُ 6,9 * ينبغى
أنّ 8,8 * 20,6 * ماتَ لا مَحالةَ 19,3

verhindern, unterlassen

مَنَعُونى منه 6,3 * مَنَعُونى عنه 10,12 * مَنَعْتُ عن الضِماد 20,3 * مَنَعْتُ عن
الفَصْدِ غايةَ المَنْع 9,6 * مَنَعْتُهُ عن ذلك 10,8 * مَنَعْتُ العِرْقَ مِن الالتِحامِ
6,15 * الامتناع عن الغِذاءِ 9,24 * حَبَسْتُ الدَمَ 19,5 * 21,6 * أنْكَرَ الأطبّاءُ 6,3
حَذَفْنَا المقبِّضَةَ 9,39 * تَرَكْتُهُما 2,4 * تَرَكْتُ القِماطَ 14,17 * تَرَكْتُ ذلكَ
رُكْبَتِهِ 15,8 * تَرَكْتُ تَثْنِيَتَه 6,15 * أمَرْتُه بِتَرْكِ أخْذِ ماء العُنْصُل 1,8 *
تَجَنَّبْتُ الأدويةَ الحادَّةَ 13,7 * تَجَنَّبْتُ عن ذلك 15,3 * اِجْتَنَبْناهُ 9,10 *
أرَحْتُه من الأدويةِ 14,20 * أنّ تَحْذَرَ المبرِّداتِ 18,8 * حَذَرًا من الالتهابِ
1,19 * لا يُنْهَى عن النَوْم 11,12 * أن لا يَدَعَه يستغرِقُ 9,19 * أهْمَلُوا رأسَه
7,6 * تَغَافَلُوا عنه 19,8 * تَغافَلَ عن تَعْديل مِزاجِهِ 3,7

Verzögerung

أنْ لا يؤَخِّرَ غِذاءَه 16,23 * مَتَى أُخِّرَ عنه الغِذاءُ 16,18 * تَأَخَّرَ غِذاءُه 16,3 *
يَتَأَخَّرُ غِذاءُه 16,12 * يَتَأَخَّرُ غِذاءُه عن الوَقْتِ 16,1 * تَأَخَّرَتِ النَوْبَةُ 15,9

Bewegung

حَرَكَةُ يديه 12,5 * حركة عينَيْه 16,6 * حَرَكاتُه 6,11 * كان يُحرِّكُ يَدَيْهِ 12,4 *
أن يُحرِّكَ العُضْوَ 14,25 * تُحرِّكُ جميعَ صَدْرِها 17,1 * لِئَلاَّ أُحَرِّكَ النَوْبةَ 14,4 *
يَتَحَرَّكُ 11,10 * لا تَبْرُزُ حرارتُه ولا تَتَحَرَّكُ 11,7 * تتحرَّكُ الطبيعةُ 14,6 * تَحرُّكُ
النَوْبَةِ 14,7 * يَنْزِلُ الخِلْطُ 10,15 * يَنْزِلُ من رأسه خِلْطٌ 10,11 * نَزَلَتْ من رأسِهِ
رُطوباتٌ 10,6 * نَزَلَ الوَرَمُ إلى ناحية صدره نُزولًا ظاهِرًا 8,4 * غارَ الوَرَمُ 8,6 *

أنْ يُنْقَلَ الضِمادُ من رأسه إلى صدره 8,8 * يَصِيرُ الوَجَعُ إلى عَيْنِه 2,6 * تَرْتَقِي
من الأطرافِ سِهامٌ 14,2 * اِرْتَقَتِ المادّةُ إلى رأسِه 8,7 * اِرْتَقَى الوَجَعُ إلى ثَدْيَيْهِ
2,4 * اِرْتِقاءٌ إلى فَوْقُ 1,15 * يَرْتَفِعُ ذلك من أطْرافِهم 14,2 * شيءٌ باردٌ يَرْتَفِعُ
من مَعِدَتِهِ 14,1 * يرتفعُ من المَعِدَةِ بُخاراتٌ 10,2 * رَفْعُ الأجْفانِ 12,3 * جَذَبَ
الحرُّ الرطوباتِ من البَدَنِ إلى الرأس 10,17 * دَبِيبُ النَمْلِ 1,1 * ما يَتَأدَّى إليها
14,15 * لم يتجاوزِ البَرْدُ موضِعَه 14,19 * اِنْتَهَتْ إلى الدِماغ 2,20 * بَقِيَتِ البقيّةُ
تَسْعَى 2,19 * ما يَسِيلُ من رأسه 10,14 * اِنْثَنَيْتُ له 1,17 * سافَرَ 11,2 *
فأوْرَدُوهُ المدينةَ 11,4

anfangen – aufhören

بَدَأ يفتق 11,14 * ابتَدَأتْ 15,9 * اِبْتَدَأ نَخْسٌ 9,3 * فنَبْتَدِئُ أوّلًا 16,21 *
ابتَدَأ به الغَشْيُ 20,5 * ابتَدَأتْ به النَوْبةُ 15,3 * فابتَدَأ به اختِلاطُ العَقْلِ 7,3
ابتَدَأ به التشنُّجُ 6,4.7 * ابتَدَأ [.ه الصرعُ] بإنسانٍ آخَرَ من رُكبتِهِ 15,6 *
ابتَدَأ يَرَى 2,9 * ابتَدَأ يَظْهَرُ 21,13 * ابتَدَأ يتناقصُ 14,19 * فابتَدَأ يَنْزِلُ خِلْطٌ
10,11 * ابتَدَأتْ حُمّاه تَسْكُنُ 9,35 * في الابتِداءِ 5,3 * 18,3 * ابتِداءُ الصرعِ
15,2 * كان ابتداءُ الصَرْعِ من المَعِدَةِ 16 ü * في ابتِداءِ الوَجَعِ 18,7 * أوّلُ عِلّتِهِ
8,5 * مِن أوّلِ أمْرِهِ 8,3 * مُنْتَهَى مَرَضِهِ 12,9 * سَكَنَتِ البُرودةُ عن العُضْوِ
14,20 * اِنْقَطَعَ عنه الرَجاءُ 2,13 * يَنْقَطِعُ تَوَلُّدُه 3,8

werden, entstehen

وَلَدَتِ امرأةٌ جنينًا 13,1 * الولادة 13,1 * كان تدبيرُه مُوَلِّدًا لِخِلْطٍ غليظٍ 16,7
تتولَّدُ فُضولٌ 9,24 * حَدَثَ في الرأس مَرَضٌ 10,17 * كيفيّةُ حُدُوثِ ليثرغس عن
الحرارة 10,17 * يُسَهِّلُ خِلْطًا سَوْداوِيًّا 16,7

Bemerkungen zur Syntax

Bei den Drogennamen ist im Akkusativ mehrfach die Endung *-an* unterdrückt, die Namen erscheinen in der Schrift ohne Alif, z. B. 9,14: *qanṭūriyūn;* 9,20: *ǧundbīdastar;* 9,27: *šaʿīr, šibitt, kurrāṯ, anīsūn, sikanǧubīn*; 9,30: *ǧundbīdastar*. Obwohl in der Mehrzahl der Fälle der Akkusativ auch bei den Drogennamen nach klassischem Muster gesetzt ist, habe ich die soeben angeführten Fälle nicht durchkorrigiert, da die Casus gerade bei den Pflanzen- und Drogennamen, besonders wenn sie fremder Herkunft sind, schon früh in vielen Texten vernachlässigt werden. Die Inkonsequenz, daß die Akkusative zum Teil ausgedrückt sind, zum anderen Teil jedoch nicht erscheinen, ist ein Kennzeichen der meisten medizinischen Texte.

Zeitbestimmungen: *fī l-yaumi ṯ-ṯānī* heißt stets „am folgenden Tage", auch wenn es sich im Verlaufe einer Krankheit um den dritten, vierten oder sechsten Tag handelt, vgl. 1,13.17.18.21; 8,4; 9,33; 10,6.11.12[1]. Dafür gibt es in ibn Sīnā's Autobiographie eine Parallele: In der Ed. Gohlman p. 34,3 f. heißt es: *wa-taṣaddaqtu fī l-yaumi ṯ-ṯānī bi-šaiʾin kaṯīrin ʿalā l-fuqarāʾi*[2]. Entsprechend heißt *fī l-yaumi l-awwali* „am vorausgehenden Tage" (1,13), während *awwala yaumin* (10,12) „am ersten Tage" bedeutet. Daneben wird aber auch mit Ordinalzahlen durchgezählt: *fī l-yaumi ṯ-ṯāliṯi* 9,27; *fī ṯ-ṯāliṯi* 2,12; 8,5; *fī r-rābiʿi* 9,29; 16,14; *fī l-ḫāmisi* 2,9; *fī l-yaumi l-ḥādiya ʿašara* 10,15 usw.

Durch asyndetische Aneinanderreihung von Zahlen oder analogen Begriffen (Dualformen) wird unser Wort „bis" zwischen Zahlen ausgedrückt: *fī ṯalāṯati arbaʿati ayyāmin* (1,2) „in drei bis vier Tagen"; *kulla ṯalāṯati arbaʿati ayyāmin* (14,27) „alle drei bis vier Tage"; *fī l-yaumi marrataini ṯalāṯatan* (1,6) „zwei bis drei Mal am Tage".

Die Konstruktion *kulla-mā* mit intransitiven Verben bedeutet „je ... desto", z. B. *kulla-mā štaddati l-alwānu qarubat mina s-sawādi* Ǧāḥiẓ Ḥayaw. V 22,3/59,7 und viele weitere Stellen: WKAS I 295 a 37 ff. Hier ist die Konstruktion durch die Präposition *ʿalā* erweitert: *wa-ʿalā kulli-mā yarṭubu badanuhū yaskunu aʿrāḍu l-mālanḫūliyā* „je feuchter nun sein Körper wurde, desto mehr klangen die Symptome der Melancholie ab" (2,15).

Bei vorausgestellten Temporal- und Kausalsätzen wird der Hauptsatz des öfteren mit *fa-* eingeleitet: *wa-ʿinda-mā taskunu aʿrāḍu l-mālanḫūliyā fa-yaškū ladʿan fī ṭiḥālihī* 1,15; *lammā faʿaltu ḏālika ... fa-tanāqaṣa ḍīqu nafasihī* 8,12; *fa-lammā waǧadtu badanahā ṣulban ... fa-ẓanantu anna ...* 13,3; *fa-lammā ḥasuna raḥimuhā ... fa-qultu inna ...* 13,4; *lammā staʿmalnā muqawwiyāti l-maʿidati fa-lam yantafiʿ*

1 Für den Ausdruck „am nächsten Tage" steht auch *mina l-ġadi* zur Verfügung: 1,12.19; 9,31.36; 11,11; 13,9 usw.

2 In der Nebenüberlieferung bei Ṣafadī Wāfī I 108,14 lautet die Formulierung: *wa-taṣaddaqtu ṯāniya yaumin ʿalā l-fuqarāʾi.*

15,2; *wa-lammā ra'aitu badanahā nāḥilan ... fa-sa'altu ʿan tadbīrihā* 17,5; *lammā ra'aitu l-warama lābiṯan ... fa-faṣadtuhū* 21,18; *li-annahā lam tantafiʿ ... fa-ttaḫadtu lahū* 1,5; *wa-li-anna ḥummāhu lam taftur ... fa-faṣadtuhū* 10,12; *wa-li-anna muʿāwanata ṭ-ṭabīʿati ... takūnu aṣwaba ... li-dafʿi l-aḏīyati fa-lam azal* ... 14,6; *wa-li-anna l-ḫilṭa ... aḥāla l-ġiḏā'a ilā nafsihī fa-aʿṭaituhu s-sikanǧubīna* 16,13.

Von den Verben des modifizierten Seins kommen nur die drei Typen *ṣāra yafʿalu, mā zāla yafʿalu* und *baqiya yafʿalu* vor; letzteres ist besonders häufig und für diesen Text anscheinend charakteristisch (bei Blau, Grammar of Christian Arabic 440f. [§ 327] ist diese Konstruktion nicht verzeichnet). *Wa-ṣāra l-ʿalīlu yuǧībunā* 9,16; *ṣārati l-māddatu tamīlu ilā ʿuḍwin* 2,17; *wa-mā ziltu afʿalu ḏālika* 11,14; *lam azal usaḫḫinu* 14,6; *lam azal udabbiruhā* 17,20; *lam azal uʿāqibu* 18,13; *baqiya yafʿalu ḏālika* 14,22; *wa-baqiya lā ya'kulu wa-lā yašrabu* 3,10; *wa-baqiya baʿda ḏālika ... yakṯuru buzāquhū* 16,18; *wa-baqiya hāḏā l-ḫilṭu yanzilu* 10,15; *baqiyati l-baqīyatu tasʿā* 2,19; *baqītu uġayyiru l-qīrūṭīya* 17,14; *baqiyati r-riʿdatu tazīdu* 17,7. Statt eines abhängigen Indikativs des Imperfekts steht *lam* mit Apokopat in dem Satz: *baqiya ... lam tuʿāwidhu n-naubatu* 16,24.

Arabischer Text und deutsche Übersetzung

I.

Ein Bericht des Rufus über die Behandlung eines an Melancholie erkrankten Mannes.

(1) Er sagt: Ich habe einmal eine Melancholie gesehen, die einen Menschen befallen hatte aus Anlaß einer Krankheit, welche in seiner Milz saß. In dieser war aber keine Geschwulst, mit der man hätte rechnen müssen; vielmehr spürte er in ihr nur ein Prickeln und eine Erregung gleich dem Kribbeln der Ameisen. Er war dreißig Jahre alt. (2) Nun hatte ihn früher einmal eine Krankheit in seinen Gedärmen befallen gehabt infolge von klebrigen Säften, welche seine Natur [d.h. Verdauung] blockierten, so daß sie nur in drei bis vier Tagen ansprach, und [auch] dies [nur] durch Einnehmen von dem, was den Bauch erweicht, oder durch ein Klistier, das er sich einführte. (3) Wenn er davon also etwas genommen hatte, gingen von ihm steinartige Massen und dicke Säfte ab. Machte er sich aber nicht schleunigst an die Erweichung des Bauches, so fiel er in eine Kolik. (4) Da verlangte er etwas von mir, was seine Natur erweichen würde. (5) Weil dieser [d.h. der Natur] nun durch die Laxantien, die er häufig nahm, nicht geholfen wurde, verschrieb ich ihm in Honig eingetunkte Meerzwiebeln, wie man sie den Epileptikern verschreibt; davon machte er jeden Tag einmal Gebrauch. (6) Als er nun fand, daß sie dazu beitrug, die Klebrigkeit des Phlegmas zu beseitigen, wandte er sie häufiger an; er pflegte sie dann zwei bis dreimal am Tage einzunehmen. (7) Nachdem nun in dieser Weise fast ein Jahr vergangen war, klagte er mir ein Stechen, das er in der Milz verspürte. Da tastete ich sie ab; aber in ihr war keine Geschwulst. (8) Da gebot ich ihm, das Einnehmen des Meerzwiebelwassers zu unterlassen und statt dessen das Mark des Saflor mit Feigen zu nehmen und ⟨…⟩ ein Absud mit Mangold, Kohl und Linsen. (9) Da wandte er dieses an, aber jenes Stechen legte sich nicht, sondern nahm zu. (10) Als mir nun der Gedanke kam, daß sich in ihm (oder: in ihr, der Milz) infolge des langandauernden Gebrauches jenes Mittels ein scharfer Saft gebildet haben könnte, gab ich ihm viel Epithymum mit Polypodium und ein wenig Skammonia, weil seine Natur eigentlich nur auf ein starkes Mittel ansprach.

I 1–10

I

حكاية لروفس فى علاج رجلٍ من المالَنخُوليَا

[١] قال وقد رأيتُ أنا مالنخوليَا عرض لإنسانٍ بسبب مرضٍ كان فى طِحاله ولم يكن فيه وَرَمٌ يُعْتَدُّ به بل كان يُحِسُّ فيه بنَخْسٍ فقطْ وهَيَجَانٍ مثلِ دبيب النَمْل وكان من أبناءِ ثلاثين سنةً [٢] وكان عرض له قديمًا مرضٌ فى أمعائه من أخلاطٍ لزجةٍ حَبَسَتْ طبيعتَه فلا تُجيبُ إلّا فى ثلاثة [fol. 39a] أربعة أيّامٍ وذلك بأَخْذِ ما يُلَيِّنُ البطنَ أو بحُقْنةٍ تَحَقَّنَ بها [٣] فإذا أخذ شيئًا من ذلك خرج منه أجسامٌ حَجَرِيَّةٌ وأخلاطٌ غليظةٌ وإنْ لم يبادرْ إلى تليين البطن وقع فى القَوْلنج [٤] فطلب منّى ما يليّنُ طبيعتَه [٥] ولأنّها لم تَنْتَفِعْ بالمُلَيِّناتِ التى أخذها كثيرًا فاتَّخذتُ له إسقيلًا مغموسًا بالعسل كما يُتَّخذ للمصروعِينَ وكان يستعمله كلَّ يومٍ مرّةً [٦] فلمّا وجده نافعًا لقطع لزوجةِ البلغم أدْمَنَ استعمالَه فكان يستعمله فى اليوم مرَّتَيْن ثلاثةً [٧] فلمّا جرَى على ذلك قريبٌ من سنةٍ شكا إلىَّ لَذْعًا يجده فى طِحاله فجَسَسْتُه فلم يكن فيه وَرَمٌ [٨] فأمرتُه بترْكِ أَخْذ ماءِ العُنْصُل وأخذ لبّ القُرْطُم مع التين بَدَلَهُ + ومره + طبيخ مع السِلْق والكَرَنْب والعَدَس [٩] فاستعمل هذا فلم يَسْكُنْ ذلك اللَذْعُ بل زاد [١٠] ولمّا ظننتُ أنّه تَوَلَّدَ فيه من إدمان ذلك الدواءِ خِلْطٌ حادٌّ دفعتُ إليه أفثيمون كثيرًا مع بَسْفايجٍ وقليلِ سقمونيا لأنَّ طبيعتَه لم تَكَدْ تُجيبُ إلّا بدواءٍ

---

8 بها : به Ms.

(11) Nach einiger Mühe löste sich dann seine Natur mit einer geringen Sache [d.h. er hatte ein wenig Stuhlgang]. (12) Da empfahl ich ihm, er möge leichte Nahrung mit Epithymum zu sich nehmen. Da fiel er abends in Fieber und am nächsten Morgen in Melancholie, in der er jedoch nicht lange verharrte. (13) Da ließ ich ihn am nächsten Tage zur Ader, weil seine Nahrung am vorhergehenden Tage aus Gründen seines Fiebers und seiner Schlaflosigkeit nicht verdaut worden war. (14) Ich legte auch löschende und lindernde Kompressen auf seine Milz und seinen übrigen Bauch auf. (15) Während nun die Symptome der Melancholie im Abklingen waren, klagte er über ein Stechen in der Milz mit einer aufsteigenden Tendenz nach oben. (16) Nachdem ich ihm dann am darauffolgenden Tage an der Vene, die über dem linken Fußknöchel verläuft, zur Ader gelassen hatte und ihm hinreichend Blut abgezogen hatte, ließ das Stechen ein wenig nach. (17) Und als ich mich am nächsten Tage wieder zu ihm wandte, war in ihm das Fieber erloschen, und das Stechen und die Symptome der Melancholie waren weitgehend abgeklungen. (18) Am folgenden Tage zog ich zweimal Blut ab, weil er bei guten Kräften war, sein Blut aber verbrannt war. (19) Am nächsten Morgen gab ich ihm lediglich Käsewasser, um die Entzündung zu vermeiden, die das Epithymum im Magen und in den Seiten zu verursachen pflegt. (20) Ich machte ihm auch ein scharfes Klistier und kühlte seine Milz und seinen Bauch. (21) Am folgenden Tage mischte ich unter die Milch ein wenig Skammonia. (22) Nachdem er diese Diät acht Tage eingehalten hatte, genas er völlig.

II.

Die Geschichte eines anderen Melancholiepatienten.

(1) Ich kenne einen anderen Menschen, den jedes Jahr im Frühling ein Schmerz zwischen seinen Rippen befiel, ohne Fieber oder Aufblähung, [aber] mit Stechen und Prickeln, doch zeigte sich an der Stelle keine Hitze. (2) Er pflegte deswegen in jedem Jahr einen Aderlaß machen zu lassen und ein Abführmittel zu nehmen.

I 10 – II 3

قويّ [١١] وبعد جهدٍ انحلّتْ طبيعتُه بشىءٍ يسير [١٢] فأمرتُه أن يستعمل من الغِذاء الليّن مع الأفثيمون فوقع عِشاءً فى الحُمّى وفى المالنخوليا من الغدِ إلّا أنّه كان لا يدوم به [١٣] ففصَدْتُه فى اليوم الثانى لأنّ غذاءه لم يكن انهضم فى اليوم الأوّل بسبب حُمّاه وسَهَرِه [١٤] وكنتُ أستعمل ضِماداتٍ مُطْفِئةً مُسَكِّنةً على طحاله وسائر بطنه [١٥] وعندما تَسْكُنُ أعراضُ المالنخوليا فيشكو لَذْعًا فى طحاله مع ارتقاءٍ إلى ⟨فو⟩ق [١٦] فلمّا فصدتُه فى غد ذلك اليوم من العِرْق الذى على الكعب الأيسر واستفرغتُ منه دمًا كافيًا سَكَنَ اللذْع قليلًا [١٧] ولمّا انْثَنَيْتُ له فى اليوم الثانى انطفأَتْ عنه الحُمّى وسكن اللذع وأعراض المالنخوليا [fol. 39 b] سكونًا كثيرًا [١٨] واستفرغتُ الدم فى اليوم الثانى مرّتَيْنِ لأنّ قوّتَه كانت قويّةً ودمه محترِقًا [١٩] ودفعتُ إليه من الغد ماءَ الجُبْن وَحْدَه حذرًا من الالتهاب الذى يَهيجُه الأفثيمونُ فى المَعِدَة والجَنْبَيْن [٢٠] وحقنتُه بحُقْنةٍ حادّةٍ وبَرّدتُ طحالَه وبطنَه [٢١] وفى اليوم الثانى خلَطْتُ اللبن بقليلِ سقمونيا [٢٢] ولمّا مَكَثَ على هذا التدبير ثمانيةَ أيّامٍ بَرأَ بُرْءًا تامًّا

II

قصّة صاحب مالنخوليا آخَرَ

[١] وأعرف إنسانًا آخر كان يعرض له كلّ سنةٍ فى الربيع وَجَعٌ بين أضلاعه بغير حُمّى أو نَفْخَةٍ مع لذع ونَخْسٍ ولم تظهر فى الموضع حرارةٌ [٢] وكان يَفْتَصِدُ فى كلّ سنةٍ بسبب ذلك ويأخذ مُسْهِلًا [٣] فتمكّنتُ به

---

2 عِشاءً : عشى .Ms 3 أنّه : نه .Ms 12 والجنبين : والجنين .Ms

(3) Die Krankheit aber pflegte bei ihm anzudauern von der Zeit der Äquinoktien bis die Frühlingshitze heftig wurde; dann pflegte sie abzuklingen, nachdem sie durch den Aderlaß und das Abführen schon nachgelassen hatte. (4) Als er nun glaubte, daß ihm durch beides [doch] nicht geholfen werde, unterließ er es. Da wurde ihm der Schmerz schwer erträglich etwa einen Monat lang, auch stieg er zu seiner Brust empor. Da ließ er [doch wieder] einen Aderlaß machen und nahm ein Abführmittel. (5) Aber der Schmerz legte sich nicht, sondern weitete sich aus bis in die Gegend seines Gesichtes, wobei er ihn [nur] auf einer Seite spürte. Dann blieb er eine Weile in seinem Kiefer. (6) Als ich nun fürchtete, daß er ins Auge und Gehirn gelangen und ihn töten könne, verordnete ich ihm Aderlaß und gebot ihm, das Abführmittel drei Mal zu nehmen. (7) Auch kauterisierte ich die schmerzende Stelle zwischen den Rippen; da legte sich der Schmerz vollständig. (8) Vier Tage lang hatte er dann über sein Leiden nicht [mehr] zu klagen. (9) Am fünften Tage aber fing er an, vor seinen Augen Phantome zu sehen. (10) Ich wagte aber nicht, eine Entleerung vorzunehmen, weil sein Körper [ganz] ausgetrocknet war. (11) Da verschrieb ich ihm eine feuchte Diät, damit die Entleerung leicht vonstatten ginge, falls ich eine solche vornehmen müßte. (12) Die Phantome blieben zwei Tage; am dritten zeigten sich die Symptome der Melancholie. (13) Da verließ ihn die Hoffnung. Mich jedoch schreckten jene Symptome nicht, nachdem ich die Überzeugung gewonnen hatte, daß ich die [Krankheits-]Materie beseitigt hatte. (14) Ich ernährte ihn nun mit dem Saft der Graupe, mit Felsenfischen und der aus Pferdebohnen gewonnenen Brühe ungefähr dreißig Tage lang. (15) Je feuchter nun sein Körper wurde, desto mehr klangen die Symptome der Melancholie ab, bis er vollkommen geheilt war.

(16) Die Symptome der Melancholie, die ihn heimsuchten, bestanden in Kummer und Furcht vor dem Tode. Deshalb empfahl ich ihm Spiel und Kurzweil. Nach achtzig Tagen war er dann gerettet. (17) Die Ärzte aber konnten sich nicht erklären, wie er genesen war, d.h. wie die [Krankheits-]Materie nach ihrer Entleerung sich einem edlen Körperteil zuwenden und wie dann die Krankheit von ihm ohne Entleerung abfallen konnte. (18) Da zeigte ich ihnen, daß bei ihm eine schwarzgallige, in einer Arterie eingeschlossene Schlacke vorhanden war. Die zersetzte

II 3 - 18

العلّة من وقت الاستواء إلى أن يشتدّ الحرُّ الربيعىُّ ثمّ تَسْكُنُ عنه على أنّها تَنْقُصُ بالفصد والإسهال [٤] ولمّا ظنّ أنّه لم ينتفعْ بهما تَرَكَهما فصَعُبَ عليه الوجع نحو شهر وارتقى إلى ثَدْيَيْه فافتصد وأخذ مسهلا [٥] فلم يسكنِ الوجعُ لكنِ امتدّ إلى ناحية وجهه ويحسّ به فى جانبٍ واحدٍ فلبث فى فكّه مُدّةً [٦] ولمّا فزعتُ أن يصير إلى عينه ودماغه فيَقْتُلَه أمرته بالفصد وأخذ المسهل ثلاث دفعات [٧] وكويتُ بين أضلاعه موضع الوجع فسكن الوجع سُكونًا تامًّا [٨] ولم يُنْكِرْ أربعةَ أيّام من أمره شيئًا [٩] فلمّا كان فى الخامس ابتدأ يرى قدّام عينيه خَيالاتٍ [١٠] فلم أجتسر على الاستفراغ لأنّ بدنه كان قد جفّ [١١] فرطّبتُ تدبيره لكى إنِ احتجتُ إلى استفراغ يأْتِيَ بسهولة [١٢] ومكث الخَيالات يومَيْن وفى الثالث ظهر أعراض المالنخوليا [١٣] وانقطع عنه الرجاء إلّا أنّى لمّا كنتُ [fol. 40 a] مُتيقّنًا بأنّى قطعتُ المادّة لم تَهُلْنى تلك الأعراضُ [١٤] وغَذَوْته بعصارة الخندروس والسمك الصُخُورىّ والحَساءِ المتّخذ من الباقلّى نحو ثلاثين يومًا [١٥] وعلى كلّما يَرْطُبُ بدنُه يَسْكُنُ أعراضُ المالنخوليا إلى أن بَرَأَ بُرْءًا تامًّا

[١٦] وكان ما يعتريه من أعراض المالنخوليا الغمّ والفزَع من الموت ولذلك أمرتُه باللهو والطَرَب فتَخَلَّصَ بعد ثمانين يومًا [١٧] وتحيّر الأطبّاءُ من بُرْئِهِ أنّه كيف صارت المادّةُ بعد استفراغها تميل إلى عُضْوٍ شريفٍ ثمّ سكن عنه المرضُ من غير استفراغ [١٨] فأرَيْتُهم أنّه كان به فضلٌ سوداوىٌّ محصورٌ فى بعض شرايينه فكان يُغيِّرُ

---

2 أنّها : أنّه Ms. — 7 بين : بعد Ms. (cf. § 1) — 11 يأتِيَ : واتى Ms.

und verdarb nach und nach das Blut in den Arterien. (19) Nachdem wir die nun entleert hatten, lief jedoch ein Rest weiter; aber weil wir dessen Ursprung beseitigt hatten, nahm auch er nach und nach ab. (20) Als er [schließlich] im Gehirn angelangt war, war er schon ganz schwach geworden, jedoch fand er in ihm trockene, verbrannte Säfte vor infolge des Kummers und der Schlaflosigkeit, die sich bei ihm [dem Patienten] eingestellt hatten. (21) Deswegen konnte der Rest wie Hefe für sie [die Säfte] werden. Sie verwandelte die Säfte in schwarze Galle und erzeugte die Melancholie. (22) Nachdem wir ihm dann eine feuchte Diät verschrieben und seinen Kummer beschwichtigt hatten, schwand das Unheil.

III.

Eine andere Geschichte.

(1) Ich kenne einen anderen Menschen, bei welchem die Melancholie mit dem Verbrennen des Blutes begann. (2) Der Mann war friedlich, und die Furcht und der Kummer, die ihn getroffen hatten, waren nicht stark, und außerdem waren beide mit ein wenig Freudigkeit untermischt. (3) Die Ursache {seiner Erkrankung} aber war sein ständiges Brüten über den Wissenschaften der Geometrie; auch nahm er an den gesellschaftlichen Veranstaltungen der Fürsten teil. (4) Dieser Dinge wegen sammelte sich nun in ihm eine schwarzgallige [Krankheits-]Materie an zu der Zeit, in der das Lebensalter sie [die Melancholie] ohnehin schon zu erzeugen pflegt – ich meine in der Zeit des Abstieges –, wobei hinzukommt, daß er [auch] im Jugendalter [schon] ein scharfes Temperament gehabt hatte. (5) Als nun das Lebensalter [verstärkend] hinzutrat, sammelte sich in ihm die schwarze Galle an. (6) Meist nun befällt ihn das Leiden in der Nacht, aus Gründen des Wachliegens sowie zur Zeit des Tagesanbruches. Schläft er jedoch zur Zeit des Tagesanbruches, so sieht er in seinem Schlaf, der mit einer durch Wachliegen hervorgerufenen Lethargie {wechselt}, nichtige Phantome. (7) Da behandelte ihn ein unerfahrener Arzt. Der entleerte ihn und ließ ihn sich mit scharfen Mitteln mehrmals erbrechen, unterließ es aber, sein Temperament ins Gleichgewicht zu bringen. (8) Die Korrektur des Temperamentes ist aber in einer Krankheit wie dieser die vornehmste therapeutische Maßnahme, denn die Dyskrasie ist es, die einen solchen Saft erzeugt, und die Erzeugung [des Saftes] findet nur durch die Korrektur [des Temperamentes] ein Ende.

II 18 – III 8

ويُفْسِدُ الدم فى الشرايين قليلاً قليلاً [١٩] فلمّا استفرغناه بقيت البَقِيَّةُ تسعى ومن أجلِ أنَّ أصلها قطعناه تناقَصَتْ قليلاً قليلاً [٢٠] ولمّا انتهتْ إلى الدماغ كانت قد ضَعُفَتْ جدًّا إلّا أنّها وجدت فيه أخلاطًا يابسة محترقةً من الغَمِّ والسَهَر العارضَيْنِ له [٢١] فلهذا صارت البقيَّة كالخمير لها فغيّرها إلى السوداءِ وأحدث المالنخوليا [٢٢] فلمّا رطَّبْنَا تدبيره وسكّنّا غمَّه سكنتِ الآفةُ

III

قصّة أخرى

[١] أعرف إنسانًا آخر ابتدأ به المالنخوليا من احتراق الدم [٢] وكان الرجل وادعًا ولم يكن الفزَعُ والغمّ اللّذان أصاباه بقوىّ وبخالطهما مع ذلك فَرَحٌ قليل [٣] وكان سبب {مرضه} مُداوَمَتَه {على} النظر فى علوم الهندسة وكان يجالس الملوك [٤] فلسبب هذه الأشياء اجتمع فيه مادّةٌ سوداويّة فى الوقت الذى من عادة السِنّ أن يُحْدِثَه أعنى فى زمان الانحطاط على أنّه كان فى سِنّ الشباب حادّ المزاج [fol. 40 b] [٥] فلمّا انضاف إليه السِنّ اجتمع فيه السوداءُ [٦] وأكثر ما يناله الأذى بالليل بسبب الأَرَقِ ووقتَ السَحَر فإذا نام وقتَ السحر يرى خَيالاتٍ فاسدةً فى نومه مع سُباتٍ أَرَقيٍّ [٧] فعالجه طبيبٌ غيرُ مُدَرَّبٍ فاستفرغه وقيّأه بأدوية حادّة مرارًا وتَغافَلَ عن تعديل مزاجه [٨] وإصلاح المزاج فى مثل هذه الأمراض أشرف المعالجات لأنَّ سوء المزاج هو المولِّدُ لمثل هذا الخِلْطِ فلا ينقطع تولّده إلّا بإصلاحه

---

2 البقيَّة : الكيفيّة Ms. 4 يابسة : يابسا Ms. 18 مدرَّب : مذرب Ms.

(9) Nachdem aber sein Temperament durch jene Mittel scharf geworden war, nahm die Verbrennung in seinem Körper nur zu, und sein Fall verschlimmerte sich bis zum Wahnsinn. (10) Er wollte weder essen noch trinken, bis er [schließlich] starb.

IV.

Eine andere Geschichte.

(1) Ein anderer Mann von zwanzig Jahren war dem Ertrinken entronnen. Da traf ihn aus Furcht davor eine Melancholie. (2) Nun behandelte ihn ein Arzt nach der vorerwähnten Methode, nämlich mit wiederholter Entleerung durch scharfe Mittel, und zuletzt entleerte er ihn mit schwarzer Nieswurz. Dann wußte er nicht weiter. (3) Dann behandelte ihn ein anderer Arzt mit Befeuchtung, Ernährung und Erheiterung. (4) Da wurde er ruhig und genas. Seine Genesung aber war beiden Ärzten zu verdanken. Der erste hatte nämlich die [Krankheits-]Materie entleert, und der zweite hatte das Temperament ins Gleichgewicht gebracht.

V.

Eine andere Geschichte.

(1) Ein anderer Mann litt lange am Quartanfieber. Er war dabei ein Asket, tötete seine Begierden und fastete lange. (2) Da ereilte sein Denken eine Schädigung, und er machte sich über sich selbst schlechte Gedanken. (3) Als ich nun das Zeichen der Kochung in seinem Urin sah und als bei der Abführung aus ihm ein schwarzgalliger Saft herauskam, konnte ich hoffen, daß er geheilt werde, denn der Saft kam gekocht heraus. Das war aber nicht zu Anfang, sondern er ermangelte der Kochung, bis er ⟨...⟩ war. (4) Da machte ich seinen Körper feucht und stellte seine Kraft wieder her. Da genas er, ohne eine Entleerung nötig gehabt zu haben. (5) Viele an dieser Krankheit Leidende habe ich dadurch geheilt, daß ich das Temperament ins Gleichgewicht brachte, ohne Entleerung.

III 9 – V 5

[٩] فلمّا احتدّ مزاجه بتلك الأدوية كثر الاحتراق فى بدنه وآل أمرُه إلى الجنون [١٠] وبَقِىَ لا يأكل ولا يَشْرَبُ حتّى مات

IV

قصّة أخرى

[١] رجل آخرُ من أبناء عشرين سنةً تَخَلَّصَ من الغَرَق فأصابه من خَوْفِهِ مالنخوليا [٢] فداواه طبيبٌ بمثل المداواة المتقدّمة من الاستفراغ المتواتر بالأدوية الحادّة وبأُخَرَةٍ استفرغه بالخربق الأسود فحيّر [٣] فعالجه طبيبٌ آخر بالترطيب والتغذية والتفريح [٤] فهَدَأَ وبَرَأَ وكان بُرْءُه بكِلَا الطبيبين لأنّ الأوّل استفرغ المادّةَ والثانى عدّل المزاج

V

قصّة أخرى

[١] رجل آخر طال به حُمّى الرِبْع وكان مع ذلك زاهدًا متقشّفًا طويل الصوم [٢] فلَحِقَ أفكارَه الضَرَرُ وكان يَظُنُّ بنفسه ظُنُونًا [٣] ولمّا رأيتُ أثر النضج فى بوله وكان يخرج منه بالإسهال خِلطٌ سوداوىٌّ رجوت بُرْءَه لأنّ خروجه كان مع النضج ولم يكن فى الابتداء وعَدِمَ النضجَ حتّى يكون م‹...›مًا [٤] فرطّبْتُ بدنَه وأنعَشْتُ قوّتَه فبَرَأَ ولم يحتج إلى استفراغ [٥] و‹كثي›رًا من أصحاب هذه العلّة أبرأتُهم بتعديل المزاج من غير استفراغ

---

5 الغرق : العرق .Ms   9 بكلا : بكلى .Ms   12 متقشّفًا : متعشفا .Ms

VI.

Die Geschichte eines Phrenitikers.

(1) Ich wurde einmal zu einem Kranken gerufen. Da wurde mir berichtet, daß es Phrenitis sei seit drei Tagen. (2) Der Arzt, der ihn behandelte, hatte ihn aber nicht zur Ader gelassen. (3) Als ich nun den Aderlaß anriet, bekundeten die anderen Ärzte ihre Mißbilligung und hielten mich von ihm fern. (4) Da nahm das Delirium zu und wurde groß im Verlauf zweier weiterer Tage; und in der dritten Nacht setzten {bei ihm die Spasmen} ein. (5) Es waren aber die Kennzeichen der Plethora bei ihm deutlich, nämlich die Aufschwellung der Adern (bzw. Venen) und des Körpers und die Vorliebe zu übermäßigem Trinken. (6) Weil nun seine Krankheit in kurzer Zeit beträchtlich zugenommen hatte, war sein Auge stark gerötet und angeschwollen, in seinem Kopf war eine heftige Entzündung, und seine Tränen rannen. (7) Als seine Angehörigen dies sahen, riefen sie mich zu Beginn der Nacht, als die Spasmen bei ihm einsetzten. (8) Da sagte ich ihnen: Wird er nicht zur Ader gelassen, so stirbt er alsbald. Wird er aber zur Ader gelassen, so besteht Hoffnung, daß er gesund wird. (9) Da sprachen sie sich dafür aus, daß er [nur] sterben solle, nachdem sie alles getan hatten, was zu seiner Behandlung zu tun wäre. (10) Nun ließ ich ihn am Ellbogen zur Ader und ließ so viel Blut heraus, bis er ohnmächtig wurde. (11) Daraufhin klangen die Symptome an seinem Kopf, seinem Auge und in seinen Bewegungen nach und nach ab. (12) Das Blut, das aus ihm herausgekommen war, betrug eine Litra. (13) Danach kam seine Natur [d.h. sein Stuhlgang], nachdem sie blockiert gewesen war, in Bewegung infolge der Krisis; (14) auch kam aus ihm viel unvermischte Galle heraus. (15) Nachdem ich nun wußte, daß die Natur [uns] der Mühe der [künstlichen] Entleerung enthob, unterließ ich es, ihn [den Aderlaß] zu wiederholen bis zum dritten Tag; aber ich hinderte die Vene daran, zuzuheilen. (16) Da aber die Entleerung nicht vollständig war – von der Röte und Anschwellung seines Auges war nämlich noch ein Rest übriggeblieben –, und da es nicht möglich war, das Blut an der Stelle des Aderlasses heraustreten zu lassen, weil sie [doch] zugewachsen war, ließ ich ihn am linken [Fuß-]Knöchel zur Ader – der erste Aderlaß war aber

VI 1-16

VI

قصّة [fol. 41a] مُبَرْسَمٍ

[١] دُعِيتُ بعضَ الأوقاتِ إلى عليلٍ يُحكَى لى أنّه سرسام منذ ثلاثة أيّامٍ [٢] وكان الطبيب الذى يدبّره لم يَفْصِدْه [٣] فلمّا أَشَرْتُ بالفصد أنكر الأطبّاء ومنعونى منه [٤] فزاد الاختلاط وعَظُمَ يومَيْن آخَرَيْنِ وفى الليلة الثالثة ابتدأ { به التشنّجُ } [٥] وكان علامات الامتلاء ظاهرةً فيه من انتفاخ العروق والبدن وتقديم الإفراط فى الشرب [٦] ولأنّ مرضه كان يزيد فى زمان قليل زيادةً كثيرةً كانت عينُه شديدةَ الحُمرة منتفخةً وفى رأسه التهاب شديد ودموعه تجرى [٧] فلمّا رأى أهله ذلك دَعَوْنى أوّل الليل عندما ابتدأ به التشنّجُ [٨] فقلتُ لهم إنْ لم يُفْصَدْ مات عاجلاً وإن فُصِدَ رُجى صلاحه [٩] واختاروا أن يَهْلِكَ بعد ما قد عَمِلُوا جميعَ ما يجب أن يُعْمَلَ من معالجته [١٠] ففصدْتُه من مِرْفَقِه وأخرجتُ من الدم إلى أن غُشِىَ عليه [١١] فسكنتِ الأعراضُ من رأسه وعينه وحَرَكاته قليلاً قليلاً [١٢] وكان الدمُ الذى خرج منه قَدْرَ رَطْلٍ [١٣] وبعد ذلك تحرّكتْ طبيعتُه من جهة البُحْران بعد ما كانت محتَبِسَةً [١٤] وخرج منه مَرَارٌ كثيرٌ ناصع [١٥] ولمّا عَلِمتُ أنّ الطبيعة تكفى مَؤُونةَ الاستفراغ تركتُ تَثْنِيَتَه إلى اليوم الثالث ومنعتُ العِرْقَ من الالتحام [١٦] ولمّا لم يَفِ الاستفراغُ لأنّ حُمرة عينه وانتفاخها بَقِيَتْ منه بَقِيَّةٌ ولم يمكن استخراج الدم من موضع الفصد لِالتحامه فصدتُه من الكعب الأَيْسر وكان الفصد الأوّل

---

5 فزاد : ورادً .Ms   6 { به التشنّج } cf. § 7   8 كانت : وكانت .Ms

16 كثير ناصع : كثيرة ناصعة .Ms   19 بَقِيَتْ : بقّتْ .Ms   20 الفصد : للفصد .Ms

an der rechten Hand [vorgenommen worden] –, damit die beiden Seiten *abwechselnd belastet würden*, und ich holte eine halbe Litra heraus. (17) Daraufhin schwand, was in seinem Auge war, und seine Natur [d.h. sein Stuhlgang] machte sich ein zweites Mal frei. Es gehört nämlich zu den Gesetzen der Natur, daß, hat man erst einmal einen Teil der Schwere der Plethora aus ihr entfernt, sie selbst den Rest herausstößt.

VII.

Eine andere Geschichte.

(1) Die Phrenitis, die nach Krankheiten, welche ausgetrocknet wurden, sowie infolge der Schärfe der Säfte auftritt, heilt selten, und ich habe keinen gesehen, der von ihr errettet wurde, mit Ausnahme eines Mannes. (2) Das war so, daß einen jungen Mann von fünfundzwanzig Jahren, der ein hitziges und galliges Temperament hatte, im Sommer aus Gründen von Hitze und Trockenheit ein fortschreitendes intermittierendes Fieber traf, das ihm zwanzig Tage anhaftete. (3) Da trat erstmals an diesem Tage bei ihm die Verwirrung des Verstandes auf, aus Anlaß der Schlaflosigkeit bei Nacht, wegen der Heftigkeit seines Fieberanfalles, und sie [d.h. die Verwirrung] blieb auch nach dem Abklingen des Anfalles. (4) Dazu zeigte sich in seinen Augen eine starke Rötung mit Schärfe, es strömten Tränen aus ihnen, sein Kopf entzündete sich heftig, sein Urin wurde weiß, und sein ⟨...⟩ wurde heftig. (5) Aber das andauernde Delirium ging dazu über, daß er in die Phrenitis fiel. (6) Die Ärzte behandelten ihn nun, wie man die Phrenitis behandelt, hatten aber nicht Acht auf seinen Kopf. (7) Als ich nun sah, daß die stärkste Ursache seiner Krankheit die Schlaflosigkeit war, gab ich ihm das Heilmittel, das mit Mohn ohne Honig bereitet wird. (8) Auch goß ich auf seinen Kopf den Absud des Mohns, des Lattichs und der Rose, ferner machten wir ihm damit Kompressen. (9) Wir molken auch Milch auf seinen Kopf zusammen mit dem Saft des Lattichs und Rosenöl {und} einigen kühlen Säften und ein wenig Essig und setzten dies immer fort; wir gossen davon auch in seine Nasenlöcher, Tag und Nacht. (10) Da ließen die Schlaflosigkeit und das Delirium nach; er konnte ein wenig schlafen und kam dadurch zu Kräften.

VI 16 – VII 11

من اليد اليُمْنَى + لعم + الجانبَيْن وأخرجتُ نصف رَطْلٍ [١٧] فزال ما كان فى عينه وانطلقت طبيعته ثانيا لأنّه من شأن الطبيعة إذا دفعتَ عنها بعض ثقلِ الامتلاء دَفَعَتْ هى الباقِيَ

VII

قصّة أُخرى

[١] السرسام الحادث بعد أمراض جُفِّفَتْ وعن حدّة الأخلاط قَلَّما يَبْرَأُ وما رأيتُ واحدًا [fol. 41b] تَخَلَّصَ منه إلّا رجلاً [٢] وذلك أنّه أصاب شابًّا من أبناء خمسةٍ وعشرين سنةً حارَّ المزاج مرّى فى الصيف بسبب حرارة ويبوسة غبٌّ متقدّم لَازَمَهُ عشرين يومًا [٣] فابتدأ به هذا اليومَ اختلاطُ العقل بسبب السَهَر فى ليلته لشِدَّة نَوْبَة حُمَّاه وبقى بعد سكون النوبة [٤] وظهر فى عينَيْه حمرةٌ شديدة مع حدّة وجرى منهما دموعٌ والتَهَبَ رأسه شديدًا وابيضَّ بوله واستد للسامه [٥] ومرّ دوام الاختلاط على أنّه يقع فى السِرْسام [٦] وكان الأطبّاءُ يُعالجونه علاجَ البرسام وأهملوا رأسه [٧] فلمّا رأيتُ أنّ أقْوَى سبب علّته هو السَهَر دفعتُ إليه الدواءَ المعمول بالخشخاش من غير عَسَلٍ [٨] وصببتُ على رأسه طبيخ الخشخاشِ والخَسِّ والوردِ وضمّدناه به [٩] وحَلَبْنَا اللبن على رأسه مع عصارة الخسّ ودُهن الورد {و} بعض العُصارات الباردة وقليل خَلّ وداوَمْنَا ذلك وصببنا منها فى مَنْخَرَيْه يومًا وليلة [١٠] فنقَصَ السَهَرُ والاختلاط ونام قليلاً وقوى بذلك [١١] فحقنّاه

---

2 لأنّه : لان .Ms   3 هى : سمى Ms. unklar   6 جفّفت : حففت .Ms

9 فابتدأ : فابتدات .Ms   12 منهما : منها .Ms

(11) Dann machten wir ihm ein Klistier, in dem eine [nur] leichte Schärfe war; darauf fand er Ruhe. (12) Wir ernährten ihn nun mit Gerstenschleim (Ptisane) und Lattichsaft und behandelten ihn mit dieser Diät zwei weitere Tage. (13) Da legte sich die Hitze seines Körpers und seines Kopfes, es blieb aber eine Trockenheit. (14) Da molken wir unablässig [die Milch] aus der Brust auf seinen Kopf; anfänglich hatten wir dies nicht gewagt, wegen der heftigen Hitze und aus Furcht vor der Veränderlichkeit der Milch und der Lauheit, die in ihr ist. (15) Du brauchst dich übrigens nicht zu wundern über die Veränderlichkeit der Milch, während sie lauwarm ist, da doch selbst ein wenig Wasser sich im heißen Magen in gelbe Galle verwandelt. (16) Deshalb geben wir auch bei Fiebern von ihr eine sehr kalte, reichliche Menge. (17) Da widerfuhr ihm am neunundzwanzigsten Tage seiner Krankheit ein gewaltiger, schwerer, langer Schlaf; an seinem Körper zeigte sich ein wenig Schweiß, und die Hitze erlosch. (18) Wir konnten dann feststellen, daß sein Körper gegen Ende der Nacht von Fieber frei war. (19) Und als er aufwachte, war ihm seine Fähigkeit, [klar] zu denken, wiedergekehrt, und er war gerettet. (20) Dies war ein Wunder – ich meine, daß ein Kranker von einer derartigen Krankheit ohne Entleerung genas. (21) Der Grund dafür lag darin, daß die Krankheit frei von [Krankheits-]Materie war und daß ihre Ursache [nur] in der Dyskrasie bestand.

VIII.

Die Geschichte eines Kranken, der eine Phrenitis und ein Delirium als Folge der Geschwulst des Zwerchfells hatte.

(1) Er sagte: Ich wurde zu einem Kranken gerufen, der ein schweres Delirium hatte; seine Ärzte aber waren überzeugt, daß es Phrenitis war. (2) Sein Fieber trat in der äußersten Schärfe auf, sein Urin tendierte zum Weißen, und sein Verstand war in der äußersten Verwirrung. (3) Sie behandelten seinen Kopf wegen seiner Schlaflosigkeit, nachdem er zu Beginn seiner Erkrankung zur Ader gelassen worden war und aus ihm viel Blut herausgelassen worden war. (4) Es hatte ihn aber vor diesem eine Angina befallen, derentwegen er am zweiten Tage zur Ader gelassen worden war, und die Geschwulst war deutlich erkennbar in die Gegend seiner Brust herabgeglitten. (5) Am dritten [Tage] bekam er ein leichtes Abführmittel, aber die Ärzte führten seine Abführung nicht bis zu Ende durch.

VII 11 – VIII 5

بحُقْنةٍ فيها حِدَّةٌ يسيرة فوجد راحة [١٢] وغَذَّيْناه بماءِ الشعير والخسّ ودبَّرْناه بهذا التدبير يومين آخرَيْن [١٣] فهَدَأَتْ حرارةُ بدنه ورأسه وبقيت يبوسةٌ [١٤] فحلبنا على رأسه من الثَدْيِ متواترًا ولم نَتجَاسَرْ على ذلك أوّلاً لشدّة الحرارة والخوف من استحالة اللَبَنِ ومن الفتور الذى فيه [١٥] ولا تتعجَّبْ من استحالة اللبن مع فتوره والماءُ القليل يستحيل أيضًا فى المعدة الحارّة إلى الصفراءِ [١٦] ولهذا نعطى فى الحُمَّياتِ منه ‹شيئًا› كثيرًا وباردًا جدًّا [١٧] فعرض له فى اليوم التاسعِ والعشرين من مرضه ‹نَوْمٌ› عظيم ثقيل طويل وظهر فى بدنه عَرَقٌ قليل وانطفأَتِ الحرارة [١٨] وو‹جدن›ا بدنه فى آخرِ [fol. 42 a] الليل نَقِيًّا من الحُمَّى [١٩] ولمّا انتبه كان فكرُهُ عاد إليه وتَخَلَّصَ [٢٠] وكان هذا من العجائب أعنى أنْ يَبْرَأَ مريضٌ من مثل هذا المرض من غير استفراغ [٢١] وسببُ ذلك خلوُّ المرض من المادّة وكونُ سَبَبِهِ سُوءَ المزاج

VIII

فى قصّة مريضٍ كان به بِرْسام واختلاطٌ من قِبَلِ ورم الحِجاب

[١] قال دُعِيتُ إلى عليلٍ كان به اختلاط عظيمٌ وكان أطبّاءُه اعتقدوا أنّه سرسام [٢] وكانت حُمّاه فى غاية الحِدَّة وبوله مائلًا إلى البياض وعقله فى غاية الاختلاط [٣] وكانوا يُداوُونَ رأسه لسَهَره وقد فُصِد من أوّل أمره وأُخْرِجَ منه دَمٌ كثيرٌ [٤] وكان عرض له قبل ذلك خُناقٌ افتصد منه فى اليوم الثانى ونزل الورم إلى ناحية صدره نزولًا ظاهرًا [٥] وأُسْهِلَ فى الثالث يسيرًا فلم يتدارَكِ الأطبّاءُ إسهاله حتّى تَمَّ فبقيتِ

---

4 اللَبَنِ : البدن .Ms   8 وانطفأت : وانطفت .Ms   19 منه : فيه .Ms

Daher blieb die [Krankheits-]Materie in ihrer Schärfe bestehen, und dies wurde zum Beginn seiner Krankheit. (6) Darauf sank die Geschwulst unversehens von der Außenseite seiner Brust nach innen, und sein Denken geriet in Unordnung. (7) Nun vermuteten die Ärzte, daß die [Krankheits-]Materie in seinen Kopf gestiegen sei. (8) Nachdem ich ihn aber betrachtet und bei ihm Atemnot festgestellt hatte, war mir klar, daß die Kompresse von seinem Kopf zu seiner Brust verlegt werden mußte, zumal sein Atmen nicht dasjenige Atmen war, das infolge der Verderbnis des Gehirns auftritt. (9) Dieses nämlich ist das große, mit Intervallen durchsetzte Atmen, hier aber war es schnell, aufeinanderfolgend, unregelmäßig. (10) Da nahm ich [also] die Kompresse von seinem Kopf ab und legte auf ihn Essig und Rosenöl und Rosensaft. (11) Ferner stellte ich eine Kompresse zusammen aus den Blättern der Gartenmelde und des Eibischs, aus Gerstenmehl, ein wenig Kamille, Ei und Rosenöl, und placierte jene zwischen seine Schulterblätter und auf seine gesamte Brust, [von] oben und [von] unten, und tat darüber eine Wachssalbe aus kühlen Säften. (12) Nachdem ich dies nun an dem Tage und in der Nacht darauf getan hatte – und zwar hatte ich die Kompresse, immer wenn sie lauwarm wurde, in häufiger Folge gewechselt –, verminderte sich seine Atemnot, und seine Hitze ließ etwas nach, aber das Delirium ließ nicht nach. (13) Zu gewissen Zeiten atmete er tief aufseufzend, während sein Puls in der früheren Härte und Ausdehnung ging; seine Geschwindigkeit hatte jedoch nachgelassen. (14) Da setzte ich der Kompresse ein wenig Kamille zu. (15) Nach jenem Tage aber nahm ich das Rosenöl von seinem Kopf hinweg und ersetzte es durch [Oliven-]Öl, von dem ich reichlich gab, und ich setzte ihm Steinklee und Eidotter zu und wendete es viele Tage an. (16) Jeden Tag vermehrte ich nun das lösende Mittel und verminderte das kühlende Mittel. (17) Zuletzt, als ich sah, daß der Puls weich geworden und das Delirium abgeklungen war, beschränkte ich mich auf das lösende Mittel allein (18) und machte reichlichen Gebrauch von Kamille, Steinklee, Eibisch, Eidotter und Öl. (19) Zu bestimmten Zeiten gab ich frischen Koriander (d. h. die Blätter); dann machte ich Kompressen bald mit ihm allein, bald in Verbindung mit Kohlblättern.

VIII 5-19

المادّة فى حدّتها فكان هذا أوّلَ علّته [٦] ثمّ إنّ الورم غار من ظاهر صدره بغتةً وفسد فكره [٧] فظنّ الأطبّاءُ أنّ المادّة قدِ ارتقت إلى رأسه [٨] فلمّا تأمّلتُه ووجدتُ به ضِيقَ النَفَس علمتُ أنّه ينبغى أن يُنقل الضِمادُ من رأسه إلى صدره إذ لم يكن بنَفَسِهِ النَفَسُ الذى يكون من أجل فساد الدماغ [٩] وهو العظيم المتفاوت بل كان سريعًا متواترًا مختلفًا [١٠] فرفعتُ الضماد عن الرأس ووضعتُ عليه الخلّ ودهن الورد وعُصارته [١١] وركّبتُ ضمادًا من ورق القَطَفِ والخِطْمِىّ ودقيق الشعير وقليل بابونج وبيض ودهن الورد و(وض)عتُ ذلك بين كَتِفَيْه وعلى جميع صدره من فوقُ ومن أسفل ووضع(تُ) فوقه قيروطِيًّا من عصارات باردة [١٢] فلمّا فعلتُ ذلك اليومَ وليلتَهُ التى بعده وكنتُ أغيّر الضماد كلّما فَتَرَ تغييرًا متواترًا [fol. 42 b] فتناقص ضيق نَفَسِهِ وسَكَنَ بعض الحرارة ولم يسكن الاختلاط [١٣] وكان فى بعض الأوقات يتنفّسُ بنفس الصُعَدَاءِ ونبْضُه على ما كان عليه من الصَلابة والتمدُّد إلّا أنّ سرعته قد نَقَصَت [١٤] فزِدْتُ فى الضماد قليلَ بابونجٍ [١٥] وبعد ذلك اليوم رفعتُ دهن الورد عن رأسه وجعلتُ مكانَه الزيت وجعلتُه أكثَرَ وزِدْتُ فيه إكليل الملك ومُخّ البيض واستعملته أيّامًا كثيرةً [١٦] وكنتُ أزيدُ كلَّ يوم فى المحلّلة وأُنقِصُ من المُبرِّدة [١٧] وفى الآخِر لمّا رأيتُ النبض قد لان والاختلاط قد سكن اقتصرتُ على المحلّلة وَحْدَهَا [١٨] وأكثرتُ من البابونج وإكليل الملك والخِطمِىّ ومُخّ البيض والدهن [١٩] ودفعتُ فى بعض الأوقات الكزبرةَ الرطبة فكنتُ أُضمِّدُ بها وَحْدَها وَقْتًا ووقتًا مع ورق الكَرَنْبِ

---

1 حدّتها : حدته .Ms   علّته : ملثه .Ms   3 ووجدتُ : وجدت .Ms

15 وجعلتُه : وجعلت .Ms

(20) Nachdem ich dies nun viele Tage gemacht hatte, legte sich das Delirium, und dem Kranken kam der Verstand wieder. (21) Aber er pflegte zu klagen über die Enge, die er in der Brust fühlte. Da ließen wir ihn zur Ader und ließen eine Litra Blut ab, aufgeteilt auf vier Mal. (22) Da schwand die Enge, aber in der Gegend unter den Hypochondrien erschien etwas, das der Schneide eines Schwertes glich, deren beide Seiten rauh waren (?). (23) Das lösten wir dann nach und nach mit einem erweichenden, schlaff machenden Mittel auf. Da legte sich [der Schmerz], und er genas einige Tage [darauf].

IX.

Die Geschichte eines anderen Kranken, den eine Schlafsucht getroffen hatte. Das ist ein Übel, das den vorderen Teil des Gehirns infolge einer Feuchtigkeit affiziert.

(1) Diese Krankheit widerfuhr einem Kinde, das leichte Kost und gute Diät gewöhnt war. Nun vermischte er [die Nahrung] danach. (2) Da nahm er grobe Nahrungsmittel und viele saftige Früchte zu sich. (3) Darauf sammelte sich in seinem Körper ein unreifer, grober Saft an, es begann in der Gegend seiner Leber und seines Magens ein Prickeln, das sich ausbreitete, er fiel in eine Schlafsucht, kümmerte sich aber nicht darum. (4) Da aß er eines Tages viel Fisch, von dem er eine Magenverstimmung bekam. (5) Da riet ein Arzt zum Aderlaß, ein anderer zum Abführen, ein weiterer zum Auflegen von Kompressen und feuchten Umschlägen auf seinen Kopf. (6) Was aber mich betrifft, so billigte ich nichts davon, ich suchte [vielmehr] den Aderlaß mit allen Mitteln zu verhindern, nicht von wegen der Magenverstimmung, sondern weil die [Krankheits-]Materie, die sich in seinem Körper angesammelt hatte, phlegmatisch und grob war und nicht zu dem gehörte, was mit dem Blut zusammen herausgeholt werden kann. (7) Wir wagen nämlich den Aderlaß bei den phlegmatischen Krankheiten nur dann vorzunehmen, wenn das Phlegma nicht sehr grob, sondern dünn und fein ist und wenn es sich mit dem Blut in die Gefäße ergossen hat und der Körper auch nicht von starker Kälte ist, so daß ihm das Ablassen des Blutes schadet.

VIII 20 – IX 8

[٢٠] ولمّا فعلتُ ذلك أيّامًا كثيرةً سكن الاختلاط وعاد عَقْلُ العليل عليه [٢١] وكان يتشكّى الضِيقَ الذى يجده فى الصدر ففصدناه وأخرجْنا من الدم رَطْلًا فى أربع دفعات [٢٢] فزال الضِيقُ وظهر فيما دون الشراسيف شىءٌ شبيهٌ بحَرْفِ السيف جانبتى غليظ [٢٣] فحللناه أوّلًا فأوّلًا بالمُلَيِّنة المرخِّيَةِ فسكن وبَرَأَ أيّامًا

IX

قصّة مريض آخَرَ أصابه ليثرغس وهو آفة تلحق المقدَّم من الدماغ من رطوبة

[١] حدثت هذه العلّة لصَبِيٍّ كان اعتاد الحمية وحُسْنَ التدبير فخلط بعد ذلك [٢] فاستعمل الأغذية الغليظة والفواكه الرطبة الكثيرة [٣] فاجتمع فى بدنه خِلْطٌ نِيٌّ غليظ وابتدأ نخس فى ناحية كبده ومَعِدَته يتمدّد ووقع فى ليثرغس فلم يَعْبَأْ به [٤] فأكل فى بعض الأيّام سمكًا كثيرًا أصابه منه تُخَمَة [٥] فأشار بعض الأطبّاء بالفَصْد [fol. 43 a] وبعضهم بالإسهال وبعضهم باستعمال الأضمدة والنَطُولات على رأسه [٦] فأمّا أنا فما استَصْوَبْتُ شيئًا من ذلك ومنعتُ عن الفصد غاية المنع لا بسبب التُخَمَة لكنْ لأنّ المادّة المجتمعة فى بدنه كانت بلغميّةً غليظةً ليست مِمّا يُخْرَجُ مع الدم [٧] فإنّا إنّما نتجاسَرُ على الفصد فى العلل البلغميّة إذا كان البلغم ليس غليظًا جدًّا بل رقيقًا لطيفًا منصبًّا فى الأوعية مع الدم ولا يكون البدن أيضا شديدَ البرد بحيث يضرّه إخراج الدم [٨] فأمّا

---

9 حدثت هذه العلّة لصبىّ : حدث صبى .Ms   12 ووقع فى ليثرغس : ووقع .Ms
13 تُخَمَة : تخمة فى ليثرغش .Ms

(8) Wenn dagegen die [Krankheits-]Materie grob ist und außerhalb der Venen sitzt, der Körper gleichzeitig von starker Kälte ist, so wagen wir es nicht, ihn [d.h. den Aderlaß] vorzunehmen. (9) Deswegen darf man weder den zur Ader lassen, der das zirkulierende (?; periodische?) phlegmatische Fieber hat, noch den, der das Epialos-Fieber hat; dagegen beim dauernden Fieber [ist der Aderlaß angebracht]. (10) Und was die Abführung betrifft, so vermeiden wir sie aus Gründen der schlechten Verdauung und der Grobheit der [Krankheits-]Materie und der Schwierigkeit, ihr beizukommen. (11) Was aber die Kompressen usw. betrifft, [so vermeiden wir sie] wegen der Plethora des Körpers und der Schwierigkeit der Entleerung, damit die Materien nicht ausgerechnet in den Kopf steigen, da doch dessen Bahnen weit sind, wie [sonst] die Dämpfe zu ihm aufsteigen auf natürliche Weise. (12) Da machte ich ihm erstens ein weiches Klistier, beispielsweise mit dem Saft des Mangolds und des Kohls und mit Honig und Öl und ein wenig vom Natron. (13) Dann kochte ich damit zweitens Saflor und erhöhte den Betrag des Borax' und Honigs. (14) Nach diesem warf ich Tausendgüldenkraut und den Samen der Brennessel hinein, und zuletzt Koloquinthenmark und [Oliven-]Öl, in welchem Dill und Raute und Selleriesamen gekocht waren. (15) Da entleerte sich aus ihm viel Schleim. (16) Und wenn wir den Kranken anschrien, konnte er uns wieder mit Leichtigkeit antworten, nachdem er zuvor nur mit Mühe geantwortet hatte. (17) Aber von wegen der Furcht vor dem Fieber wagten wir nicht, ihm etwas Scharfes zu geben außer dem Absud von Sellerie, Fenchel und Dill. (18) Wir rieben auch seinen Körper mit Öl ein, in dem eine Meerzwiebel gekocht worden war {und geboten ihm}, damit seinen Körper häufig einzusalben. (19) Auch banden wir seine Hände und Füße und befahlen einem Menschen, er solle ihn ständig wach halten und nicht zulassen, daß er in Schlaf sinke, damit das Wachsein auflöse {...}. (20) {...} taten wir zuvor in seine Nasenlöcher Bibergeil und mischten Essig mit dem Saft des Quendel und gossen [dies] auf seinen Kopf, damit das Gehirn gestärkt werde. (21) Dies machten wir mit ihm Tag und Nacht, wir wagten aber nicht, ihm ein Klistier zu geben, aus Furcht, seine Eingeweide könnten abgeschält werden und sein Fieber könnte steigen. (22) Da kochten wir Dill, Kamille, Steinklee, Feigen, Saflor, Mangold, Kohl und Enzian und machten {ihm} damit ein Klistier zusammen mit Lilienöl, Raute

IX 8-22

إذا كانت المادّة غليظةً وخارجَ الأوردة والبدن شديد البرد فلا نتجاسر عليه [٩] ولهذا لا يُفصَدُ صاحبُ الحُمّى البلغميّة الدائرة ولا صاحب إيبيالوس بل في الدائمة [١٠] وأمّا الإسهال فاجتنبناه بسبب سوء الهضم وغِلَظ المادّة وعُسر مؤاتاتها [١١] وأمّا الأضمدةُ وغَيْرُها فلِامتلاء البدن وتعذّر الاستفراغ لئلّا تَحْدُثَ الموادُّ خصوصًا إلى الرأس مع سعة مجاريه مثل البُخارات إليه بالطبع [١٢] فحقنتُه أوّلًا بحقنةٍ ليّنة مثلِ ماءِ سلق والكرنب والعسل والدهن وقليل من النطرون [١٣] ثمّ طبختُ معها ثانيًا القُرْطُم وزدتُ في مقدار البورق والعسل [١٤] وألقيتُ فيها بعد ذلك قنطوريون وبزر الأنجرة وفي آخر الأمر شحم الحنظل وزيتًا قد طُبخ فيه شبتّ وسَذابٌ وبزر الكرفس [١٥] فاستُفْرِغَ منه بلغمٌ كثير [١٦] وصار العليل إذا صِحْنَا به يجيبنا ⟨ب⟩سهولةٍ بعد ما كان لا يجيب إلّا بعسر [١٧] ومن أجل الخوف من الحُمّى لم نتجاسَرْ على إعطائه شيئًا حادًّا إلّا طبيخَ الكرفس والرازيانج والشبتّ [١٨] ومرّخْنَا بدنه بالدهن المطبوخ فيه إسقيلٌ و{أمرناه بـ}أن يَمْسَحَ به بدنه مَسْحًا متواترًا [١٩] ورَبَطْنا يديه ورِجْليه وأمرنا إنسانًا أن يُنبّهه دائمًا ولا يَدَعه يستغرقُ [fol. 43 b] في النوم فتحلل اليقظة {......} [٢٠] قدّمنا إلى مَنْخَرَيْه جند بيدستر وخلطنا الخلّ بعُصارة النَّمّام وصببنا على رأسه لِيَقْوَى الدماغُ [٢١] ففعلنا ذلك به يَوْمَه وليلتَه فلم نتجاسَرْ على حَقْنِهِ خوفًا من أن تُجَرِّدَ أمعاءَه ويزيد في الحُمّى [٢٢] فطبخْنَا الشبتّ والبابونج وإكليل الملك وتين وقرطم وسلق وكرنب وجنطيانا وحقنّا{ه} به مع دهن السَّوْسَن والسذاب

---

١ نتجاسر : يتحاسر Ms.   14 يمسح : تمسح Ms.   15 إنسانًا أن : إنسانا Ms.
15 يدعه : يدعه أن Ms.

und Honig, drei Mal. (23) Da entleerte sich aus ihm viel Schleim. (24) Nach diesem machten wir ihm ein Klistier mit der Ptisane (bzw. Gerstenschleim) und Honig, damit das Brennen des Natrons nachlasse und damit dadurch Organe Nahrung erhielten, die Nahrung haben müssen, damit sich in ihm [dem Patienten] infolge des Nahrungsentzuges nicht scharfe Schlacken bilden und sein Fieber steige und damit die Gedärme für das scharfe Klistier vorbereitet werden, das wir nach diesem anwenden wollten. (25) An jenem Tage blieb er ohne Nahrung. (26) Wir aber massierten seinen Körper ständig von oben nach unten, zogen die Fessel um seine Hände und Füße fest an und setzten dem Absud, den wir erwähnt haben, ein wenig Ysop zu. (27) Am dritten Tage fürchteten wir den Zusammenbruch seiner Kraft. Da kochten wir ihm Gerste, Dill, Lauch, Anis und mischten darunter ein wenig Pfeffer und Oxymel und verabreichten ihm [dies]. (28) Wir fuhren nun fort, seinen Körper einzureiben und einzusalben und ihn ständig wachzuhalten. (29) Am vierten Tage verabreichte ich ihm dann ein wenig vom Bibergeil mit dem Oxymel, gab ihm aber keine Nahrung; auch machte ich ihm zweimal ein mäßiges Klistier. (30) Wie ich nun sah, daß das Fieber infolge des Bibergeils nicht aufflammte, warf ich in den erwähnten Absud etwas Iris, warf darauf Bibergeil und verabreichte [es] ihm. (31) Am folgenden Tage fand ich, daß er in Ordnung und wach war, daß er redete und ⟨...⟩ verlangte. (32) Da gewährte ich ihm dies, gab ihm aber statt dessen mit Honig geknetete Mandeln. (33) Als ich am folgenden Tage Kochung sah, gab ich ihm etwas von der Hiera mit Bibergeil. (34) Auch unterstützte ich ihn (oder: dies?) mit einem scharfen Klistier; da entleerte er sich hinreichend. (35) Sein Fieber aber fing an, abzuklingen. Da gab ich ihm ein wenig Hühnerbrühe zu essen {mit} Brotkrümeln. (36) Am nächsten Morgen mischte ich {...} mit Rosenöl, Essig, Saft des Quendel und auch Saft der Poleiminze. (37) Wir warfen auch in den Absud ein wenig echten Gamander und vergrößerten nach und nach den Anteil des Bibergeils. (38) Danach warfen wir auf jene Säfte Lilienöl und gossen [dies] auf seinen Kopf. (39) Bei dem feuchten Umschlag vermehrten wir

IX 22-39

والعسل ثلاث مرّات [٢٣] فاستُفْرِغَ منه بلغم كثير [٢٤] فحقنّاه بعد ذلك بماء الشعير والعسل ليَسْكُنَ لَذْعُ النطرون وليغتذى بها أعضاءٌ تحتاج إلى الغذاءِ لئلّا تتولّد فيه من الامتناع عن الغذاءِ فضولٌ حادّة ويزيدَ فى الحُمّى ولتُعَدَّ الأمعاءُ للحقنة الحادّة التى نستعملها بعد ذلك [٢٥] ولَبِثَ يومَه ذلك بلا غذاءٍ [٢٦] وكُنّا نَدْلُكُ بدنه دائمًا من فوق إلى أسفل ونشدّ الرباطَ على يديه ورجليه وأَضَفْنَا إلى الطبيخ الذى ذكرناه قليل زوفا [٢٧] وفى اليوم الثالث فَزِعْنا من سقوط قُوَّتِهِ فطبخنا له شعير وشبتّ وكُرّاث وأنيسون وخلطنا به فلفلاً قليلًا وسِكَنْجُبين وسقيناه [٢٨] ولبث نُمرّخ بدنه ونَمْسَحُ ونوقظه دائما [٢٩] وسقيتُه فى الرابع يسيرًا من الجندبيدستر مع السكنجبين ولم أُغْذُه وحقنته بحُقنةٍ مُعتدلةٍ دفعتَيْن [٣٠] ولمّا رأيتُ أنّ الحُمّى لم تلتهب من الجندبيدستر ألقيتُ فى الطبيخ المذكور شيئًا من الإيرسا وألقيتُ عليه جندبيدستر وسقيتُه [٣١] ولمّا كان من الغد وجدتُه صَلُحَ واستيقظ وتكلّم وطلب 〈....〉اً [٣٢] فأجَبْتُه إلى ذلك وأعطيته لوزًا معجونًا بالعسل بدله [٣٣] وفى اليوم الثانى لمّا 〈رأ〉يتُ نضجا دفعتُ إليه شيئًا من الإيارج مع جندبيدستر [٣٤] وأعنته بحقنة حا〈دّ〉ة فاستفرغ استفراغًا كافيًا [٣٥] وابتدأتْ حُمّاه تَسْكُنُ فغَذَّيْتُه بمَرَقِ دجاجةٍ قليلٍ [fol. 44a] {مع} فُتاتِ الخبز [٣٦] ومن الغد خلطت {.....} بدهن الورد والخلّ وعُصارة النَمّام وعُصارة الفُوتنج أيضًا [٣٧] وألقَيْنا فى الطبيخ قليل كمادريوس وكنّا نزيد فى مقدار الجندبيدستر أوّلًا فأوّلًا [٣٨] وبعده ألقينا على تلك العصارات دهن السَوْسن وصببنا على رأسه [٣٩] وكنّا نزيد فى النَطول

3 ويزيد : وتزيد .Ms   15 الإيارج : اليارج .Ms

nach und nach die lösenden Bestandteile und verminderten die adstringierenden Bestandteile. Schließlich ließen wir die adstringierenden Dinge gänzlich weg. (40) Zuletzt vermischten wir in dem feuchten Umschlag den Saft des Tausendgüldenkrautes {...} und nach dem Saft {...} und Bibergeil. (41) Und jeden dritten Tag reichen wir ihm ein Abführmittel, und danach ernährten wir ihn mit ausgeglichenen Nahrungsmitteln. (42) Als dann der siebenundzwanzigste Tag [gekommen] war, war sein Körper gereinigt, jedoch waren Schläfrigkeit und Benommenheit bei ihm [zurück-]geblieben, und seine Gedanken waren unkonzentriert. (43) Da schickten wir ihn ins Bad; da ging eine große Veränderung mit ihm vor bis zur Heilung, und er genas in einer Weise, daß die Leute sich über ihn wunderten. Er setzte dann den Besuch des Bades fort, bis er genesen war.

X.

Eine andere Geschichte.

(1) Diese Krankheit widerfuhr einem anderen Kinde von achtzehn Jahren. (2) Da bekam er ständig Katarrhe, weil sein Gehirn viel Feuchtigkeit enthielt und sein Magen schwach war und nicht[s] verdaute, so daß von ihm ständig Dämpfe aufstiegen, die das Gehirn, da es schwach war, aufnahm. (3) Nun befällt ihn durch diese [Dämpfe] bald ein Schnupfen, bald ein Katarrh, bald eine Rippenfellentzündung. (4) Und zwar geschieht dies zur Zeit des Frühlings, der ja die Zeit der Auflösung der Feuchtigkeiten ist, die sich im Winter angesammelt hatten und durch seine Kälte erstarrt waren. (5) Da verordneten ihm die Ärzte, das Gehirn auszutrocknen, aber es nützte nichts. (6) Da träufelte er sich Kohlwasser in die Nase. Als er das nun gemacht hatte, rann aus seinem Kopf eine Menge Feuchtigkeit herab; er wurde durch Kopfschmerz ⟨...⟩ und fiel am nächsten Tage in Schlafsucht mit starkem Fieber. (7) Da gebot ihm der erste Arzt, den Saft des Majoran, der Poleiminze und der Raute zusammen mit Essig auf den Kopf zu gießen, und sie suchten sein Niesen in Gang zu setzen. (8) Als ich dann hinzugezogen wurde, untersagte ich ihm, dies zu tun, weil seine Krankheit von einer heißen Dyskrasie herrührte.

IX 39 – X 8

قليلاً قليلاً الأشياء المحلّلة ونَنقُصُ من المقبّضة ثمّ حذفنا المقبّضة جملةً [٤٠] وخلطنا بأُخَرَةٍ في النَطول عصارة القنطوريون {.....} وبعد عصارة {.....} وجندبيدستر [٤١] وفي كلّ ثلاثة أيّام نسقيه مسهلاً وبعد ذلك غذوناه بأغذيةٍ مُعْتدلةٍ [٤٢] فلمّا كان اليوم السابع والعشرون نُقِّيَ بدنُه إلّا أنّه بقي معه نومٌ وسُبات وكان فكره ساهيًا [٤٣] فأدْخلناه الحَمَّامَ فتغيّر تغيُّرًا عظيمًا إلى البُرء وبَرَأَ بحيث تَعَجَّبَ منه الناسُ وأدام دُخولَ الحَمَّام إلى أن بَرَأَ

X

قصّة أخرى

[١] حدثت هذه العلّة لصبيٍّ آخَرَ من أبناء ثماني عشرة سنةً [٢] فكان يناله دائمًا نزلاتٌ لأنّ دماغه كان كثيرَ الرطوبة ومَعِدَته ضعيفة لا تَهْضِمُ فيرتفع منها بُخاراتٌ دائمًا يَقْبَلُها الدماغُ لضعفه [٣] فيعرض له منها أحيانًا زُكامٌ وأحيانًا نزلة وأحيانًا شَوْصَةٌ [٤] وذلك في زمان الربيع الذى هو وقتُ انحلال الرطوبات المجتمعة في الشتاء والجامدة ببرده [٥] فأمره الأطبّاء بتجفيف الدماغ فلم يُفِدْ [٦] فسَعَطَ بماء الكرنب فلمّا فعل ذلك نزلت من رأسه رطوباتٌ كثيرة واحـ‹..›ـس بصُداع ووقع في اليوم الثاني في ليثرغس مع حُمّى قويّةٍ [٧] فأمره الطبيبُ الأوّل بصبّ عصارة المرزنجوش والفوتنج والسذاب على الرأس مع الخ‹ل› وحرّكوا عُطاسَه [٨] فلمّا حُضِّرَتْ منعتُه عن ذلك لأنّ مرضه كان من سُوءِ مزاجٍ حارٍّ

---

2 القنطوريون : القيطوريون .Ms   3 وبعد : واقويه بعد .Ms

6 عظيمًا : عظيمًا وبرأ .Ms   12 له : لها .Ms

(9) Doch bähte ich seinen Kopf mit Essig, Rosenöl, dem Saft von ⟨...⟩, Sauerampfer, unreifen Trauben und Rosen, als kühlendes Mittel. (10) Die anderen Ärzte aber wunderten sich darüber, daß ich eine kalte Krankheit mit einem kalten Mittel behandelte. (11) Da begann am folgenden Tage aus seinem Kopfe ein scharfer Saft herabzurinnen, von vielem Niesen begleitet, und daraufhin legte und verminderte sich seine Lethargie. (12) Weil aber sein Fieber bis zum vierten Tage nicht abgeklungen war, ließ ich ihn am folgenden Tage zur Ader. – Ich war schon am ersten Tage im Begriff gewesen, dies zu tun, aber sie [die anderen Ärzte] hatten mich daran gehindert –. Da besserte sich sein Zustand. (13) Nun gab ich ihm ein scharfes Klistier. Da zeigte sich eine weitere Besserung. (14) Ich stelle nun fest, daß das, was aus seinem Kopfe fließt, gekocht ist; und die Symptome der Vergeßlichkeit nehmen im Gefolge dieser [Erscheinung] zu und ab. (15) Dieser Saft rann nun ständig herab elf Tage lang, aber am elften Tage verminderte sich das Fieber, und die Symptome schwanden. (16) Als ich dann sah, daß der Saft den äußersten Grad der Kochung erreicht hatte, schickte ich ihn [den Patienten] ins Bad. (17) Die anderen Ärzte aber frugen mich, wie es möglich gewesen sei, daß eine Schlafsucht aus der Hitze entstand. Ich sagte: „Das ist eine Ursache, die akzidentell gemacht wurde. Denn die Hitze hat die Feuchtigkeiten vom Körper zum Kopfe gezogen. So konnte in ihm eine phlegmatische Krankheit entstehen, durch die mittelbare Wirkung von Hitze.“

XI.

Eine andere Geschichte.

(1) Ein junger Mann hatte ein heißes Temperament, und er pflegte seinen Kopf gegen die Kälte nicht einzuhüllen, im Vertrauen auf die Hitze seines Temperamentes. (2) Nun machte er bei starkem Frost und Schnee eine Reise. Da wurde das Temperament seines Gehirns erkältet, und er fiel in eine Schlafsucht. (3) Er blieb drei Tage lethargisch am Wege liegen, ohne Sinneswahrnehmung und ohne Nahrung. (4) Dann brachten sie ihn in die Stadt, und ich wurde zu seiner Behandlung berufen. (5) Da gab ich ihm ein scharfes Klistier, und sein Bauch entleerte sich. (6) Darauf rieb ich seinen Kopf mit Rosenöl und Essig zusammen mit dem Saft der Narzisse und Lilie ein und verordnete ihm, sich ständig stark massieren zu lassen. (7) Als ich jedoch sah, daß seine Wärme weder durchbrach noch sich [überhaupt] regte,

[٩] فضمدتُ رأسه بالخلّ ودهن الورد وعُصارة [fol. 44 b] + الهزفير + والحُمّاض والحِضرِم والورد مبرِّدة [١٠] وتعجّب الأطبّاء من مُعالجتى مرضًا باردًا بدواءٍ بارد [١١] فابتدأ فى اليوم الثانى يَنزِلُ من رأسه خلطٌ حادّ مع عُطاس كثير ويسكن على ذلك وينقص سُباته [١٢] ولأنّ حُمّاه لم تَفْتُرْ إلى الرابع ففصدته فى اليوم الثانى وكنتُ على أن أَفْعَلَ ذلك أوّل يوم لكنّ منعونى عنه فصَلُحَ أمره [١٣] فحقنتُه بحقنةٍ حادّة فظهر صلاح أكثر [١٤] وأجد ما يسيل من رأسه يَنْضَجُ ويكثر وينقص أعراض النِسْيَان تَبَعَ ذلك [١٥] وبقى هذا الخِلط ينزل أَحَدَ عَشَرَ يومًا وفى اليوم الحادى عشر نَقَصَتِ الحُمَّى وزالت الأعراض [١٦] ولمّا رأيتُ الخلط بلغ غاية النضج أدخلتُه الحَمّام [١٧] فسألَتنى الأطبّاء عن كيفيّة حُدُوث ليثرغس عن الحرارة فقلتُ إنّ هذا سببٌ فُعِلَ بالعَرَض لأنّ الحرّ جذب الرطوباتِ من البدن إلى الرأس فحدث فيه مرض بلغمىّ بتوسُّطِ حرارةٍ

XI

قصّة أخرى

[١] كان شابٌّ حارّ المزاج وكان لا يَسْتُرُ رأسه من البَرْد اعتمادًا على حرارة مزاجه [٢] فسافر فى بَرْد شديد وثلج فبرّد مزاج دماغه ووقع فى ليثرغس [٣] وبقى فى الطريق ثلاثةَ أيّامٍ مَسْبُوتًا بلا حسّ ولا غذاء [٤] فأوردوه المدينة ودُعيتُ إلى علاجه [٥] فحقنتُه بحقنةٍ حادّة واستُفْرِغَ بطنُه [٦] ثمّ طليت رأسه بدهن الورد والخلّ مع عُصارة النرجس والسَوْسَن وأمرته أن يُدْلَكَ دلكًا قويًّا دائمًا [٧] فلمّا رأيتُ حرارتَه لا تَبْرُزُ ولا تتحرّك

---

10 فسألتنى : فسالته Ms.   19 طليت : بطليه Ms.

verabreichte ich ihm Oxymel mit Bibergeil, auch blies ich ihm etwas davon mit Hilfe eines Röhrchens in seine Kehle – sein Fieber war [nämlich] außerordentlich schwach –, und auch auf seine Stirn legte ich dies. (8) Als ich jedoch sah, daß er durch diese Dinge nicht erwärmt wurde, schor ich ihm den Kopf. Ich vermischte nun mit dem Lilienöl und mit den Säften, die wir erwähnt haben, den Saft der Raute und Bibergeil und rieb {dies} auf seinen Kopf und seine Stirn. (9) Auch machte ich ihm Kompressen mit verbranntem Haar, Euphorbium und Bibergeil. (10) Ich gab Anweisung, er möge wachgehalten und ständig mit lauter Stimme angeschrien werden. Aber er bewegte sich [nur] mit Mühe. (11) Am nächsten Morgen gab ich ihm ein scharfes Klistier. (12) Es war mir aber nicht möglich, ihm ein abführendes Mittel zu geben, wegen der Stärke der Lethargie – denn bei Lethargie darf [der Patient] nicht abgeführt und innerlich gereinigt werden, da er [dadurch] Schaden nehmen würde, und wer ein Abführmittel genommen hat, darf nicht am Schlafe gehindert werden –, und weil der größte Teil seiner Krankheit in einer von [Krankheits-] Materie freien Dyskrasie bestand. (13) Danach rieb ich ihn mit Euphorbium ein, gab ihm den Saft des Tausendgüldenkrautes und Bibergeil mit Lilienöl in die Nase und ließ ihn Pfeffer und Seifenkraut schnupfen. (14) Zuletzt rieb ich seinen Kopf mit einem Senfpflaster und 〈...〉 ein. Da fing er mit Mühe an, sich zu erholen (?). Ich aber hörte nicht auf, dies zu tun, bis er genesen war.

XII.

Eine andere Geschichte.

(1) Ich wurde zu einem anderen Kranken gerufen, der an einem scharfen, andauernden Fieber litt, wobei sein Gesicht geschwollen und gelb war und [sogar] zum Grünen tendierte. (2) Dies sind die Kennzeichen einer kalten Dyskrasie. (3) Und er litt an Lethargie, und seine Augen waren so schwer, daß es ihm nicht möglich war, die Lider zu heben. (4) Jedoch, er bewegte ständig seine Hände und tastete sein Bett ab, wobei er etwas umdrehte oder einer Sache nachjagte. (5) Da wußte ich, daß die Ursache

سقيتُه السِكَنْجُبين مع الجندبيدستر ونفختُ منه في حلقه بأنبوبةٍ وكانت حُمّاه في غاية الضُعف ووضعتُ ذلك على جبينه أيضًا [٨] ولمّا رأيتُه لا يُسَخَّنُ بهذه الأشياءِ حَلَقْتُ رأسه وخَلَطْتُ مع دهن السَوْسن ومع العُصارات التي ذكرنا عصارة السذاب وجندبيدستر [fol. 45a] وطليتُ على رأسه وجبهته [٩] وضمدتُه بالشَعَر المحرق والفربيون والجندبيدستر [١٠] وأمرتُ أن يُوقَظَ ويُصَيَّحَ به دائمًا بصوت عالٍ وكان يتحرّك بجهد [١١] ومن الغد حقنتُه بحقنةٍ حادّة [١٢] ولم يكن يُمْكِنُني أن أُعْطِيَه دواءً مسهلاً من شدّة السُبات لأنّه مع السبات لا يُسْهَل ويُنَقَّى داخلاً فيُضَرّ ولا يُنْهَى مَنْ أخذ مُسهلاً عن النوم وَلأنّ أكثر مرضه سوء مزاج من غير مادّة [١٣] وطليته بعد ذلك بالفربيون وسَعَطْتُه بعصارة القنطوريون والجندبيدستر مع دهن السَوْسن وعَطَّسْتُه بالفلفل والكندس [١٤] وفي الآخِرِ طليتُ رأسه بضماد الخردل والنفسا فبدأ يُفتق بجهدٍ وما زلتُ أفعل ذلك إلى أن بَرَأَ

XII

قصّة أخرى

[١] دُعيتُ إلى مريض آخَرَ كان به حُمّى حادّة دائمة وَوَجْهه مُنْتَفِخٌ أصفر يميل إلى الخضرة [٢] وهذه علاماتُ سُوءِ مزاجٍ باردٍ [٣] وبه سُبات وعيناه ثقيلتان حتّى لا يُمْكِنه رَفْعُ الأجفان [٤] إلاّ أنّه كان يُحَرِّكُ يديه دائمًا ويفتّش فراشه يقلّب أو يتصيّد شيئًا [٥] فعلمتُ أنّ سَبَبَ

---

3 وخلطت : وأحلطت Ms. 6-7 بصوت عال وكان يتحرّك : وكان يتحرّك بصوت عال Ms. 9 ولأنّ : ولان Ms. 16 ووجهه : وجهه Ms.

seiner Krankheit gelbe Galle und Phlegma war; ihre Symptome waren nämlich auch gemischt, denn die Schärfe seines Fiebers rührte von der gelben Galle her, der Fieberanfall dagegen jeden Tag am Abend rührte vom Phlegma her, die Bewegung seiner Hände [wiederum] kam von der gelben Galle. (6) Aber einen Aderlaß vorzunehmen wagte ich nicht, weil über seine Erkrankung [schon] viele Tage dahingegangen waren, und aus Gründen der Schärfe seines Fiebers. (7) Da gab ich ihm zweimal ein mäßiges Klistier. (8) Und ich goß über seinen Kopf die ⟨Kräuter-⟩Repellentien, da (?, obwohl ?) sie eine lösende Wirkung ohne Wärme besitzen. (9) Auch verschrieb ich ihm eine leichte Diät, denn ich wußte, daß das Ende seiner Krankheit nicht [mehr] fern war, von wegen der gelben Galle. (10) Da stellte sich bei ihm die Krisis am vierzehnten [Tage] ein, und er erbrach Galle und Phlegma. (11) Weil er aber [noch] nicht vollständig gereinigt war, brachen bei seinem Ohr Abszesse auf, es sammelte sich eine [Krankheits-]Materie, und er war gerettet.

XIII.

Eine andere Geschichte.

(1) Eine Frau gebar einen sehr großen Fetus. Da traf sie vor und nach der Geburt eine Ohnmacht. (2) In der Nacht aber bekam sie {eine Lethargie}, die [jedoch] nicht schwer war, denn sie antwortete regelmäßig, wenn man sie anrief. (3) Als ich nun feststellte, daß ihr Körper und ebenso ihr Gesicht hart war – ihre Lethargie war ja nicht stark –, und als ich [ferner] feststellte, daß ihr Puls hart und in die Länge gestreckt war, vermutete ich, daß sich in ihrem Uterus eine Phlegmone befand, aus Gründen der vorausgegangenen Schmerzen. (4) Nachdem aber ihr Uterus einwandfrei war und dort weder eine Härte, noch eine Verdrehung oder Krümmung vorlag, sagte ich: „In ihrem Gehirn sitzt ein Übel." (5) Ich wußte jedoch, daß dort keine Geschwulst war, wegen des Fehlens der Spasmen und des Deliriums, und weil nur in der Phantasie eine Beeinträchtigung vorlag. (6) So gewann ich die Überzeugung, daß im Gehirn entweder eine trockene Dyskrasie herrschte oder [eine] mit trockener [Krankheits-]Materie, denn wäre sie [die Materie] feucht gewesen, so wäre die Lethargie sehr groß gewesen. (7) Ich ließ nun die scharfen Heilmittel beiseite, damit sie die melancholische [Krankheits-]Materie nicht noch vermehrten.

XII 5 – XIII 7

مرضه صفراءُ وبلغمٌ لأنّ أعراضه كانت أيضًا مختلطةً لأنّ حدّةَ حُمّاه كانت من الصفراء لكنَّ نوبتها كلَّ يوم بالعَشِيِّ كانت من البلغم وحركة يديه من الصفراء [٦] ولم أَجْسُرْ على فصدٍ لأنّه أتى على مرضه أيّامٌ كثيرة وبسبب حدّة حُمّاه [٧] فحقنته بحُقنةٍ معتدلة دفعتين [٨] وصببتُ على رأسه الروادع ال‹..›قليّة مع ما فيها تحليلٌ من غير حرارةٍ [٩] ودبّرتُه بتدبيرٍ لطيفٍ لأنّي علمتُ أنّ مُنتهى مرضه لا يَبْعُدُ لأجل الصفراء [١٠] فأتاه البُحران في الرابع عشر ‹و› تقيّأ مِرّةً وبلغمًا [١١] ولأنّه لم يُنَقَّ بالتمام خرجتْ خُراجاتٌ عند أذنه وجُمِعَتْ مادّةٌ وخَلَصَ

XIII

قصّة أخرى

[fol. 45b] [١] ولدت امرأة جنينًا عظيمًا فأصابها غَشْيٌ قبل الولادة وبعدها [٢] وفي الليل نالها {سُباتٌ} ليس بالثقيل لأنّها كانت تُجيبُ إذا صِيحَ بها [٣] فلمّا وجدتُ بدنها صُلبًا وكذلك وجهها ولم يكن سُباتها قويًّا ووجدتُ نبضها صلبًا متمدّدًا فظننتُ أنَّ في رَحِمها فلغمونيا بسبب ما تقدّم من الوجع [٤] فلمّا حَسُنَ رحمها لم يكن هناك صلابة ولا التواء واعوجاج فقلتُ إنَّ في دماغها آفةً [٥] وعلمتُ أنّه ليس هناك وَرَمٌ لعدم التشنُّج والاختلاط ولأنّه لم يكن تقصيرٌ إلّا في التخيّل [٦] فصحَّ عندي أنَّ في الدماغ إمّا سُوءَ مزاجٍ يابسٍ أو مع مادّةٍ يابسةٍ لأنّه لو كانت رطبةً لكان السُبات عظيمًا [٧] فتجنّبْتُ الأدويةَ الحادّة لئلّا تَزيدَ في المادّة السوداويّة

---

2 كانت : كان .Ms   5 فيها : فيه .Ms   11 جنينًا عظيمًا : وجنين عظيم .Ms
14 رحمها : وجهها .Ms   17 ولأنّه : أنّه .Ms

(8) Aber ich bähte ihren Kopf mit Gerstenmehl, Eibisch, Leinsamen und [Oliven-]Öl, und zwar legte ich dies in erhitztem Zustand auf ihren Kopf und wechselte es aus, sooft es kalt geworden war. (9) Als dann der nächste Tag gekommen war und ihre Lethargie sich vermindert hatte, verstärkte sich meine Hoffnung. (10) Ich mutmaßte, daß dort eine melancholische [Krankheits-]Materie stecke, der sich ein wenig Phlegma beigemischt hatte, denn zuletzt zeichnete sich im Puls trotz der Härte ein leichtes Pochen ab. (11) Darauf behandelte ich mehr mit Erwärmung als mit Befeuchtung, und so genas sie.

XIV.

Die Geschichte einer von den Füßen (?) herrührenden Epilepsie.

(1) Keiner von denen, die eine Epilepsie vom Magen her befällt, hat noch berichtet, daß er etwas Kaltes gespürt habe, das von seinem Magen her aufgestiegen sei. Sie [die Patienten] spüren vielmehr scharfe Dämpfe oder beißende und dabei [gleichzeitig] scharfe [Dämpfe]. (2) Diejenigen aber, bei denen dies von ihren Extremitäten her aufsteigt, die wähnen, daß von diesen kalte Pfeile in die Höhe klettern (streben). (3) Dies [letztere] also befiel einen Mann. Da suchte er bei mir Hilfe. (4) Ich war der Ansicht, daß ich mit ihm zu jenem Zeitpunkt nichts anderes machen sollte, als daß ich seinen Kopf erwärmte, indem ich aromatisierte Öle über ihn ausgoß, damit ich nicht zur Unzeit einen Anfall auslöste. (5) Er bildet sich nun ein, ich hätte ihm geschadet. (6) Und weil die Hilfe der Natur im Zeitpunkt des Anfalls das Bessere trifft, während auch sie selbst in Bewegung ist, um den Schaden abzuwehren, hörte ich an den übrigen Tagen bis zum Zeitpunkt des Anfalls nicht auf, seinen Kopf mit den Ölen zu erwärmen, die eine adstringierende Wirkung mit gutem Duft vereinigen. (7) Als dann der Tag des Anfalls da war, hieß ich ihn, mir zur Zeit seines Ingangkommens Nachricht zu geben. (8) Ich stellte für ihn eine starke Kopfbinde und Schröpfköpfe bereit. (9) Sobald er nun in seiner Hand etwas Kaltes spürte – das war zur fünften Stunde des Tages –, schnürte ich seinen Unterarm mit Schlingen fest ab und frug ihn, ob er dies hinter der Schlinge spüre. (10) Da sagte er, daß er eine heftige, schmerzende Kälte in seiner Handfläche und bis zu der Stelle der Schlingen spüre und den Eindruck habe,

XIII 8 – XIV 10

[٨] وضمدتُ رأسها بدقيق الشعير والخطميّ وبزر الكتّان والزيت ووضعتُ ذلك على رأسها مُسخَّنًا وبدّلتُه كلّما بَرُدَ [٩] فلمّا كان من الغد ونقص سُباتها قَوِىَ رجائى [١٠] وحَدَسْتُ أنّ هناك مادّةً سوداويّةً يخالطها بلغم يسير لأنّه تبيّن أخيرًا فى النبض مع الصلابة مَوْجَبَةٌ يسيرة [١١] فكنت أسخِّنُ أكثر من الترطيب فبَرَأَتْ

XIV

قصّة صرع قدمىّ

[١] الذين يعرض لهم الصرع من المعدة لم يَذْكُر منهم أحدٌ أنّه يحسّ بشىءٍ بارد يرتفع من معدته لكنْ يُحِسُّون ببُخاراتٍ حادّة أو حرّيف⟨ة⟩ حادّة مع ذلك [٢] فأمّا الذين يرتفع ذلك من أطرافهم فيظنّون أنّه ترت⟨قى⟩ منها سهامٌ باردة [٣] وعرض هذا لرجل فاستعان بى [٤] فرأيتُ أن لا ⟨أف⟩عل به شيئًا فى ذلك الوقت سوى أن أُسخِّنَ رأسه بصبّ الأدهان ا⟨لم⟩طيَّبة عليه [fol. 46a] لئلّا أُحرِّكَ النوبة فى غير وقته [٥] فيتوهّم أنّى أضررتُ به [٦] ولأنَّ معاونة الطبيعة فى وقت النوبة تكون أَصْوَبَ عند ما تتحرّك هى أيضًا لدفع الأَذِيّة فلم أزل فى سائر الأيّام إلى وقت النوبة أُسخِّنُ رأسه بالأدهان التى تجمع قبضًا وطِيبَ رائحةٍ [٧] فلمّا كان يومُ النوبة أمرته أن يُخْبِرَنى وقت تحرّكها [٨] وأعددت له عصابةً قويّة ومحاجم [٩] فحين أحسَّ فى كفّه بشىءٍ بارد وهو نحو الساعة الخامسة من النهار شددتُ ذراعه بالقُمُط شدًّا مُحْكَمًا وسألتُه هل يحسّ بذلك وَرَاءَ القِماط [١٠] فقال انّه يحسّ ببرد شديد مُؤْلِمٍ فى راحته وإلى موضع القمط ويظنّ

---

5 فبرأت : فبرا .Ms   11 لرجل : برجل .Ms   20 راحته : راحه .Ms

als sei seine Hand in Schnee begraben. (11) Und nach kurzem sagte er: „Wo ist die Kälte? Binde die Stelle noch einmal ab!" (12) Da band ich hinter der ersten Schlinge den halben Unterarm mit einer anderen Schlinge ab und löste die erste (13) und gab Anweisung, die Stelle mit Alexanderfuß, Pfeffer und Gartenkresse zu massieren, und daß er sich dem Feuer nähere. (14) Auch tauchte ich ihn [den Unterarm] einmal (zu gewissen Zeiten) in warmes Wasser und Kamillenöl. (15) Als ich dann fürchtete, daß die feinen Bestandteile der [Krankheits-]Materie sich auflösen, die groben aber zurückbleiben könnten, goß ich die duftenden, adstringierenden Öle auf seinen Kopf und seinen ganzen Körper, besonders aber auf seinen Ober- und Unterarm, damit sie das nicht so leicht aufnähmen, was von [den] unterhalb der Schlinge [liegenden Partien] zu ihnen gelangt. (16) Als er sich aber über den starken Druck der Schlinge beklagte, ⟨setzte ich⟩ zwei Schröpfköpfe an, in denen eine kräftige Flamme brannte. (17) Nachdem diese fest saßen, löste ich die Schlinge und ließ sie kurze Zeit fort. Dann legte ich sie ein wenig oberhalb dieser Stelle erneut an. (18) Als es aber schwierig wurde, das Glied zu erwärmen, massierte ich es mit Opoponax, Euphorbium und Balsamöl samt den anderen Heilmitteln, die ich erwähnt habe. (19) Da begann die Kälte des Gliedes abzunehmen, und die Kälte ging nicht [mehr] hinaus über die Stelle, an der sie saß. Es zeigte sich auch keines der Symptome der Epilepsie. (20) Nachdem nun die Kälte sich aus dem Gliede verzogen hatte, löste ich die Schlinge und befreite es von den Heilmitteln, damit sie es nicht verbrannten. (21) Weil ich aber fürchtete, der Anfall könne wiederkehren, da er sich schlagartig beruhigt hatte, gab ich ihm Anweisung, er möge seine Hand in leicht erwärmtes [Oliven-]Öl legen. (22) Die Wärme des [Oliven-]Öls erhielt ich aufrecht. Da wurde das warme zu jeder Zeit erneut auf ihn gegossen. Dies tat er immerfort in jener Nacht und am Tage darauf. (23) Am Abend aber ließ ich ihn die Hand aus dem Öl herausnehmen und machte ihm einen feuchten Umschlag mit gekühltem Wein, damit (?) er seine Schwere löse und ihn stärke. (24) Am nächsten Morgen massierte ich das Glied mit einem (einigen) der Mittel, die ich erwähnt habe. (25) Ich gebot ihm, es [das Glied] viel zu bewegen und dies jeden Tag zu tun bis zu dem Zeitpunkt des Eintretens des Anfalles, bis er sich [wieder] beruhigt hatte. (26) Nun schwand der Anfall [gänzlich], ohne wiederzukehren. (27) Ich wies ihn noch an, sich alle drei bis vier Tage massieren und einreiben zu lassen, so wie er es [jetzt] gemacht hatte.

XIV 10-27

كأنّ يده مدفونة في الثلج [١١] وبعد قليل قال أين البرد عاوِدْ موضعَ الشدّ [١٢] فشددتُ وراءَ القماط الأوّل على نصف الذراع بقماطٍ آخَرَ وحللت الأوَّلَ [١٣] وأمرت بدَلْكِ الموضع بالعاقرقرحا والفلفل والحُرْف وأن يُدْنِيَ إلى النار [١٤] وكنت أُدخِلها بعضَ الأوقات في الماء الحارّ ودهن البابونج [١٥] ولمّا خِفْتُ أن يتحلّل لطيفُ المادَّة ويَبْقَى غليظُها صببتُ الأدهان العَطِرَةَ القابضة على رأسه وجميع بدنه وخاصَّةً على عضده وذراعه ليعسر قبولها لما يتأدّى إليها من تحت القماط [١٦] فلمّا شكا شدّةَ القماط ‹وضعتُ› مِحْجَمَتَيْنِ فيهما لهيبٌ كثيرٌ [١٧] فلمّا التَصَقَتَا حللتُ القماط وتركته قليلاً ثمّ عاودته فوق ذلك الموضع قليلاً [١٨] ولمّا صَعُبَ إسخان العُضو دلكتُه بالجاوشير والفربيون ودهن البَلَسان مع ما ذكرتُه من الأدوية [١٩] فابتدأ [fol. 46 b] العُضْوُ يتناقَصُ برودتُه ولم يتجاوز البرد موضعه ولم يظهر شيءٌ من أعراض الصرع [٢٠] ولمّا سكنت البرودة عن العُضو حللتُ القماط وأرَحْتُه من الأدوية لئلاّ تُحرِقَه [٢١] وللخوف من عَوْدِ النوبة لِسُكُونها دَفْعَةً أمرتُه أن يضع يده في زيتٍ مُفَتَّرٍ [٢٢] وحَفِظْتُ حرارة الزيت فصُبَّ الحارّ عليه مجدَّدًا كلّ وقت وبَقِيَ يفعل ذلك ليلَتَهُ تلك ويَوْمَه [٢٣] وأخرجت يده من الدهن عند المساء ونَطَلْتُ عليه شرابًا مبرَّدًا فيُحَلِّلَ كثافتَه ويُقَوِّيَه [٢٤] ودلكتُ العُضْوَ من الغد ببعض ما ذكرته [٢٥] وأمرته أن يُحرِّكَه كثيرًا وأن يفعل كلّ يوم ذلك إلى وقتِ دخول النوبة إلى أن تسكُنَ [٢٦] فزالتِ النوبة ولم تَعُدْ [٢٧] فأمرته أن يستعمل الدَلْكَ والمَرْخَ على ما فعله كلَّ ثلاثة أربعة أيّام

---

7 وضعت : Ms. Lacuna   15 وبقى : وقى .Ms   ليلته : ليلة .Ms

16 ونطلت : نطلت .Ms   18-19 إلى أن : أن .Ms

XV.

Eine andere Geschichte.

(1) Einen Knaben von zwölf Jahren befiel die Epilepsie. (2) Sie nahm ihren Anfang von der Mittelhand. Wir kannten aber nicht den Ausgangspunkt der Erkrankung, denn sein Kopf war gesund. In seinem Magen war eine leichte Schwäche; als wir aber Mittel anwendeten, um ihn zu stärken, nützte es nichts. (3) Da nahm ich Abstand davon und hieß ihn am Morgen eines Tages, an dem sich ein Anfall ankündigte, bei mir zu bleiben. (4) Ich tastete seine Hand und seinen Fuß ab und stellte fest, daß seine linke Mittelhand kälter als sein übriger Körper war. (5) Da band ich [ihn, den Arm] oberhalb davon ab und massierte ihn mit den erwähnten Mitteln. So genas er.

(6) Bei einem anderen Menschen nahm sie [die Epilepsie] ihren Anfang vom Knie. (7) Da verordnete ich ihm, daß er sein Knie mit in [Oliven-]Öl gekochter Meerzwiebel, den übrigen Körper mit Dillöl und Lilienöl massiere, und daß er damit bis zum Zeitpunkt des Anfalls fortfahre. (8) Als nun der Tag des Anfalls da war, ließ ich das Massieren seines Knies sein, salbte aber seinen Kopf mit einem Öl von den Substanzen, die ich erwähnt habe. (9) Da verzögerte sich der Anfall drei Stunden, danach erst kündigte er sich an. (10) Da band ich [das Bein] oberhalb seines Knies ab, und nun ereignete sich der Anfall. (11) Ich gab Anweisung, seinen Kopf und sein Knie mit dem erwähnten Öl zu massieren. Nun klang der Anfall ab, und er [der Patient] blieb bei diesem [Verfahren]. So genas er.

XVI.

Die Geschichte einer Epilepsie, die ihren Anfang vom Magen her nahm.

(1) Ein Mann pflegte an Sitzungen teilzunehmen, während dieser lange zu sitzen und daher seine Nahrung später als zur rechten Zeit einzunehmen. Er gehörte zu den Vierzigjährigen und hatte ein heißes Temperament. (2) Nun sammelte sich in seinem Magen ein grober Saft an. (3) Da stellte sich bei ihm zunächst ein Schwindelgefühl ein, wenn sich seine Nahrung[saufnahme] verzögerte. Danach, als der Saft scharf geworden war und verbrannte, befiel ihn Kurzatmigkeit. Schließlich endete die Sache bei ihm mit der Epilepsie. (4) Da gab ihm ein

XV

قصّة أخرى

[١] كان صبيٌّ من أبناء اثنَتَيْ عَشْرَةَ سنة يعتريه الصرع [٢] وكان ابتداؤه من مُشْط يده وكنّا لا نعرف موضع ابتداء العلّة لأنّ رأسه كان صحيحًا وفي معدته قليلُ ضُعْفٍ لكن لمّا استعملنا مُقَوِّياتِها فلم ينتفعْ [٣] فتجنَّبْتُ عن ذلك وأمرته بالمُقام عندي صباحَ يومٍ ابتدأتْ به النوبة [٤] وجسستُ يده ورِجْلَه فوجدتُ مشطَ يده الأيسرَ أبْرَدَ من سائر بدنه [٥] فشددتُ فوقه ودلكته بما ذكرتُ فبرأ

[٦] وابتدأ نإذ⟨سـ⟩انٍ آخَرَ من رُكْبته [٧] فأمرته أن يَدْلُكَ ركبتَه بالإسقيل المطبوخ بالزيت ⟨و⟩ سائرَ بدنه بدهن الشبتّ والسوسن وأن يُدِيمَ ذلك إلى وقت ⟨ال⟩نوبة [٨] فلمّا كان يومُ النوبة تركتُ دَلْكَ ركبته ومَسَحْتُ رأسَ⟨ه⟩ بدُهْن ممّا ذكرتُ [fol. 47 a] [٩] فتأخّرتِ النوبة ثلاثَ ساعاتٍ وابتدأت بعد ذلك [١٠] فشددتُ فوق ركبته فوقعتِ النوبة [١١] وأمرتُ بدَلْكِ رأسه ورُكبته بالدهن المذكور فسكنتِ النوبة ودام على ذلك فبَرَأَ

XVI

قصّة صرع كان ابتداؤه من المعدة

[١] كان رجلٌ يَحْضُرُ مجالسَ يُطيلُ فيها الجلوسَ فيتأخّر غذاؤه عن الوقت وكان من أبناء أربعين سنةً وكان حارّ المزاج [٢] فاجتمع في معدته خِلْطٌ غليظ [٣] فحدث به أوّلًا دُوارٌ إذا تَأَخَّرَ غِذاؤُه ثمّ لمّا احتدّ الخِلْط واحترق عرض له صِغَرُ النَفَس ثمّ آل به الأمر إلى الصرع [٤] فأعطاه بعض

---

٩ بالإسقيل : باسقيل .Ms

Arzt die Hiera, die mit Koloquinthenmark hergestellt wird, denn er hielt die Krankheit für eine phlegmatische Epilepsie. (5) Nun befiel ihn ein Zittern und eine schwere Ruhelosigkeit, und sein Krankheit[szustand] wurde ernst. (6) Als er mich dann kommen ließ und ich die Bewegung seiner Augen und die Spuren der Angst und Melancholie sah, (7) und weil sein Temperament heiß war und die Säfte verbrannte, und weil sein Lebensalter das Alter des Abstieges war und seine Lebensführung (Diät) einen groben Saft erzeugte – zur Natur dieses [Saftes], wenn er grob ist, gehört es ja, daß er einem schwarzgalligen Saft die Wege ebnet – und wegen seines Zitterns und seiner häufigen Ruhelosigkeit meinte ich, daß es ein verbrannter Saft sei. (8) Als dies sich mir bestätigte, gab ich Anweisung, er möge die Weizengraupe nehmen, und zwar solle er sie kalt nehmen. Sobald er sie genommen hatte, kam er sichtlich zur Ruhe. (9) Nachdem sie aus dem Magen abgesunken war, gab ich ihm Ziegen-(oder: Kuh-)Schenkel, ebenfalls mit Weizengraupe gekocht. Da wurde sein Befinden viel besser. (10) Am nächsten Morgen weichte ich gut durchbackenes und mit Hefe gesäuertes Weißbrot in warmem Wasser ein und reichte es [ihm]. (11) Da kehrte ihm sein Verstand zurück, und die Symptome der Epilepsie, das Stechen und Zittern fielen von ihm ab. (12) Weil ihn indes jedesmal, wenn er sein Essen zu spät einnahm, ein Stechen im Magen, ein Schwindelgefühl und ein Speichel[fluß] befielen, gewann ich die Überzeugung, daß er eine Entleerung nötig habe und mit der Ausgleichung des Saftes nicht genug habe. (13) Und weil der Saft, wenn er schlecht ist, sich die Nahrung anverwandelt, gab ich ihm Oxymel und Ptisane und danach Oxymel allein, danach dann mit dem Absud der Poleiminze und des Sellerie, drei Tage lang. (14) Am vierten Tage gab ich ihm die Hiera mit dem Absud des Epithymum und der Poleiminze und machte ihm ein Klistier. (15) Auf seinen Kopf applizierte ich Weinessig, Rosenöl sowie Saft von Quendel und Myrte, um ihn zu stärken, ohne ihn zu erwärmen oder zu kühlen. (16) Da wurde er hinreichend entleert, und grobes, schwarzes Zeug ging von ihm mit viel Phlegma ab. (17) Darauf ernährte ich ihn mit den erwähnten Nahrungsmitteln und gab ihm leichten, gemischten Wein zu trinken. (18) Auch danach hatte er, wenn er das Essen zu spät bekam, immer reichlich Speichelfluß und Kurzatmigkeit, und ein Schwindelgefühl ereilte ihn. (19) Nun stärkte ich seinen Magen, verschrieb ihm eine feuchte Diät, und verdünnte die [Krankheits-] Materie mit den erwähnten Mitteln.

XVI 4–20

الأطبّاء الإيارجَ المتّخذ بشحم الحنظل لأنّه ظنّه صرعًا بلغميًّا [٥] فعرض له اضطرابٌ وقَلَقٌ شديد واشتدّ به المرض [٦] فلمّا دعاني ورأيتُ حركة عينيه وآثار الفزَع والماليخوليا [٧] ولأنّ مزاجه كان حارًّا مُحرِقًا لِلأخلاط وسِنّه سنّ الانحطاط وتدبيره مُوَلِّدًا لِخِلْطٍ غليظ ومن شأن هذا إذا غَلُظَ أن يُسَهِّلَ خِلطًا سوداويًّا ولاضطرابه وانزعاجه الكثير ظننتُ أنّه خلطٌ محترِقٌ [٨] فلمّا تَحَقَّقَ لي ذلك أمرتُ أن يأخذ الخُندروس ويأخذه باردًا فحِينَ أخذه سَكَنَ سكونًا بيّنًا [٩] وبعد انحداره عن معدته أعطيتُه أكارع الم‹عـ›ز مطبوخة أيضًا بالخندروس فصَلُحَ أكْثَرَ [١٠] ومن الغد نَقَعْتُ خُبْزًا سَمِيذًا جيّد النضج والخمير في الماء الحارّ ونَاوَلْتُه [١١] فعاد عليه عقله وسكن عنه أعراضُ الصرع واللَذْعُ والرِعْدَةُ [١٢] ولأنّه كلّما يَتَأَخَّرُ غذاؤه عرض له لذعٌ في معدته [fol. 47 b] ودُوار وبُصاق رأيتُ أنّه يحتاج إلى الاستفراغ ولا يكتفي بتعديل الخِلط [١٣] ولأنّ الخلط إذا كان رديئًا أحال الغذاء إلى نفسه فأعطيتُه السِكنجُبين وماء الشعير وبعد ذلك السكنجُبين وَحْدَه وبعد ذلك مع طبيخ الفوتنج والكرفس ثلاثة أيّام [١٤] وفي الرابع أعطيتُه الإيارج مع طبيخ الأفتيمون والفوتنج وحقنتُه [١٥] ووضعتُ على رأسه خلَّ خمرٍ ودهن الورد وعصارة النمّام والآس لِأُقوّيَهُ من غير أن أسخّنه أو أُبرّده [١٦] فاستُفرِغَ استفراغًا كافيًا وانحدر منه شيءٌ غليظ أسودُ مع بلغم كثير [١٧] ثمّ غذوته بالأغذية المذكورة وسقيته شرابًا ممزوجًا رقيقًا [١٨] وبَقِيَ بعد ذلك متى أُخِّرَ عنه الغِذاءُ يَكْثُرُ بُزاقُه ويَصْغُرُ نَفَسه ويُصيبُه دُوارٌ [١٩] فقوّيْتُ معدته ورطّبتُ تدبيرَه ولطّفتُ المادّة بما ذُكر [٢٠] واستفرغتُه

---

5 يسهل : يتسهل Ms. — 8 الم‹عـ›ز : البـ‹قـ›ر؟ Ms. unklar — 9 سميذا : سمذا Ms.

15 الإيارج : ايارج Ms.

(20) Ein zweites Mal entleerte ich ihn mit der „bitteren Hiera“ und dem Absud des Epithymum und Absinth, und diese Maßnahme wandte ich mehrere Male an. (21) Wir fangen also zunächst an und stärken ihn; dann befeuchten wir ihn und gleichen die Schärfe seines Saftes aus; dann verdünnen wir ihn, ohne starkes Erhitzen; dann entleeren wir ihn danach. (22) Wir verfuhren dementsprechend fünfzig Tage lang. Da schwand die Krankheit vollständig. (23) Ich wies ihn nun an, er möge die Nahrung[saufnahme] hinfort nicht [mehr] verschieben, er solle vielmehr zur Essenszeit in warmes Wasser eingeweichtes Brot zu sich nehmen und sich zur Abendzeit mit dem ernähren, was er gewohnt sei. (24) Sein Leben lang suchte ihn kein Anfall mehr heim.

XVII.

Die Geschichte einer Frau, bei der sich eine Paralyse ereignete.

(1) Bei einer Frau ereignete sich die Schwierigkeit der Sinneswahrnehmung und der Bewegung sowie eine sehr große Not beim Atmen: sie mußte ihren gesamten Thorax im Augenblick des Atmens bewegen. (2) Da verabreichte ihr der eine Arzt die Heilmittel gegen Atemnot, ein anderer behandelte sie mit den Mitteln, mit denen die Geschwülste der Gebärmutter behandelt werden, ein weiterer gab ihr die erwärmenden Mittel, aber nichts half ihr, es wurde im Gegenteil schlimmer mit ihr. (3) Als ich sie dann besuchte, erkannte ich, daß das Übel im Ursprung des Rückenmarks vor sich ging. (4) Ich forschte also nach seiner [jetzt] sichtbaren und früheren Ursache. (5) Als ich nun sah, daß ihr Körper mager war – er war infolge des häufigen Gebrauchs der erwärmenden Mittel, durch die sie Schaden genommen hatte, verwelkt, und zeitweilig befiel sie infolge des Gebrauchs der erwärmenden Mittel ein Fieber, indes wurde ihr durch das Fieber nicht geholfen, wie den an kalten Krankheiten Leidenden durch ein Fieber geholfen wird, sondern sie nahm Schaden –, frug ich nach ihrer früheren Diät. Da stellte sich heraus, daß sie erwärmend war. Sie [die Frau] war oft schlaflos und machte oft von trockenen Nahrungsmitteln Gebrauch. (6) Als ich dies gesehen hatte, frug ich sie, ob sie vor dieser Paralyse etwas wie Zittern und Beben in einem ihrer Glieder befallen habe. (7) Dies konnte sie bestätigen. Außerdem erwähnte sie, daß sie zuvor ein scharfes Fieber betroffen hatte, im Verlaufe dessen sie ein Beben befallen hatte,

ثانيًا بإيارَج فيقرا ومطبوخ الأفثيمون والافسنتين واستعملتُ هذا التدبير مرارًا [٢١] فنبتدئ أوّلاً فنقوّيه ثمّ نرطّبُه ونعدّل حدّة كيموسه ثمّ نلطّفه من غير إسخان قويّ ثمّ نستفرغه بعد ذلك [٢٢] وجرينا على ذلك خمسين يومًا فزالت العلّة بالكلّيّة [٢٣] وأمرتُه أن لا يُؤخِّر غذاءه بعد ذلك بل يتناول وقت الغذاء خبزًا مُنقَعًا في ماءٍ حارّ ووَقْتَ المساءِ يَغْتَذِي بما جرت به عادته [٢٤] فبقى عُمْرَه لم تُعاوِدْه النَّوْبَةُ

XVII

قصّة امرأة حدث بها استرخاء

[١] ح‹د›ث بامرأة عسرُ الحسّ والحركةِ وعسرٌ في التنفّس عظيمٌ فكانت تُحرّك جميعَ [fol. 48 a] صدرها وقت التنفّس [٢] فكان بعض الأطبّاء يَسْقِيها أدويةَ عُسر النَفَسِ وبعضهم يُعالجها بما يُعالَجُ به أورامُ الرحم ومنهم مَن يُعطيها المسخّنات فلم تكنْ تنتفعُ بشيءٍ بل تَستَضِرُّ [٣] فلمّا حضَرْتُها علمتُ أنّ الآفة حادثةٌ في مَنْشَإِ النُخاع [٤] فبحثتُ عن سببها البادى والسابق [٥] ولمّا رأيتُ بدنها ناحلاً قد ذَبُلَ من كثرة استعمال المسخّنات واستَضَرَّتْ بها وتعتريها أوقاتًا من استعمال المسخّنات حُمّى ولا تنتفع بالحُمّى كما ينتفع بها أصحاب العلل الباردة بل تَستَضِرُّ فسألتُ عن تدبيرها المتقدّم فكان مُسخنًا وكانت كثيرةَ السَهَر والاستعمال للأغذية اليابسة [٦] فلمّا رأيتُ ذلك سألتُها هل عرض لها قبل هذا الاسترخاء شِبْهُ الرِعْدة والرِعْشة في بعض أعضائها [٧] فأقرّتْ بذلك وذكرت أنّه قبل ذلك أصابتْها حُمّى حادّةٌ تعتريها فيها الرعشة وبعد

---

١ والافسنتين : والا فستين .Ms   ١٥ وتعتريها : وتغيّرها .Ms

und daß das Zittern nach dem Abklingen des Fiebers stets bei Anstrengungen zunahm. (8) Nun hatte ich die Gewißheit, daß eine heiße, trockene Dyskrasie ihr Temperament überwältigt hatte, da jedes Abweichen von dem Gleichmaß schädlich ist. (9) Da machten sich die anderen Ärzte auf und stellten für sie eine Salbe zusammen aus dem Fett des Hirsches, aus Styrax, Rautenöl und Wachs und applizierten sie auf ihre Halswirbel (oder: Nackengruben?). (10) Als sie jedoch sahen, daß ihr dadurch nicht geholfen wurde, taten sie noch Euphorbium und danach noch Alexanderfuß und Pfefferkresse dazu. (11) Aber je mehr sie erwärmten, desto schlimmer wurde ihre Atemnot und Paralyse. (12) Nun erhielt ich den Auftrag, ihre Behandlung zu übernehmen, und die übrigen Ärzte wurden von ihr ferngehalten. (13) Da stellte ich für sie eine Wachssalbe zusammen, angefertigt aus Rosenöl, mit Honig vermischtem Wachs, dem Saft der Hauswurz, Vogelknöterich und Kürbis, und beschmierte damit einen Lappen, kühlte ihn mit Schnee und legte ihn auf die Stelle. (14) Ich wechselte ihn, jedesmal wenn er warm geworden war, und zwar hatte ich den Lappen so groß gemacht, daß er die Wirbel des Halses bedeckte und sich [auch noch] auf die übrigen [Wirbel] erstreckte. Ich wechselte die Wachssalbe an jenem Tage immerfort. Da zeigte sich der Nutzen. (15) Abends gab ich ihr fetten Fisch, der mit Zwiebeln, Butter und Quark gekocht war, und eine Brühe (Suppe). (16) Ich gab auch Anweisung, daß die Wachssalbe in jener Nacht gewechselt werde. Da beruhigte sich ihr Atem am nächsten Morgen, und er wurde viel leichter. (17) Ich ließ sie in einem lauen Wasserbad sitzen, nachdem etwas von dem Öl hineingetan worden war, und gab ihr, als sie herausstieg, frische Milch. Als diese verdaut war, gab ich ihr ein Huhn mit einer Zwiebel-Butter-Quark-Speise und gab ihr gemischten Wein zu trinken. (18) Der Wachssalbe setzte ich das Lattichgetränk (?) zu. (19) Gegen Abend hieß ich sie ins Bad gehen und speiste sie mit dem fetten Fisch. (20) Und ich ließ nicht ab, sie mit dieser Diät zu behandeln. Ihr Atem wurde von Tag zu Tag leichter, und sie genas vollständig.

XVIII.

Die Geschichte eines Mannes, den Gelenkschmerzen befallen hatten.

(1) Dieser Mann hatte ein Prickeln in seinen Gelenken mit viel Hitze. In ihnen zeigte sich eine Hitze

سكون الحُمَّى بقيتِ الرعدة تَزِيدُ عند التعَب [٨] فتحقَّقْتُ أنّه قد غلب مزاجَها سُوءُ مزاجٍ حارٍّ يابس إذ كُلُّ خروجٍ عن الاعتدال مُضِرٌّ [٩] فعَمَدَ الأطبّاءُ فركّبوا لها مرهمًا من شحم إيَّل وميعة ودهن السذاب والشمع ووضعوه على فَقَار عنقها [١٠] فلمّا رأَوْها لا تنتفع بذلك أضافوا إليه فربيون وبعده عاقرقرحا وشِيطَرَج [١١] وكلّما زادوا في الإسخان زادتْ في عُسر التنفُّس والاسترخاء [١٢] وأُمرتُ أن أتولّى علاجها ومُنع منها سائر الأطبّاءِ [١٣] فركّبتُ لها قيروطيًّا متّخذًا من دهن الورد وشمع معسول وماء حَيِّ العالَم وعصا الراعي والقرع وطليتُ بها خرقة وبرّدتها بالثلج ووضعتها على الموضع [١٤] وكنت أغيّرها كلّما حَمِيَتْ [fol. 48 b] وجعلتُ الخرقةَ مقدار ما يعُمّ فَقاراتِ العُنُق ويمتدّ إلى سائرها وبَقِيتُ أغيّر القيروطيّ ذلك اليوم فظهر النفع [١٥] وأعطيتُها مَساءً سمكًا سمينًا قد طبخ إسفيدباجًا وحَساءً [١٦] وأمرتُ أن يُغَيَّرَ القيروطيُّ تلك الليلة فسكن تنفُّسُها من الغد وسَهُلَ سُهولةً كثيرة [١٧] وأجلستُها في الأَبْزَن الفاتر وقد جُعل فيه شيءٌ من الدُهن وأعطيتُها عند الخروج منه لَبَنًا حليبًا ولمّا انهضم أعطيتها دجاجة بإسفيدباج وأسقَيْتُها شرابًا ممزوجًا [١٨] وأضفتُ إلى القيروطيّ شراب الخَسّ [١٩] وعند المساءِ أمرتها بالاستحمام وأطعَمْتُها من السمك السمين [٢٠] ولم أزل أدبِّرُها بهذا التدبير وتَسَهَّلَ نَفَسُها يومًا يومًا وبَرَأَتْ بُرْءًا تامًّا

XVIII

قصّة رجل اعتراه وجع المفاصل

[١] كان هذا الرجل به نَخْسٌ في مفاصله بحرارةٍ كثيرة وظهر فيها حرارة

4 فَقار: ؟ نِقار Ms. unklar   5 زادت: زاد Ms.   21 به: له Ms.

und mit dieser eine leichte Rötung. (2) Da glaubte er, daß in ihnen eine gelbgallige Geschwulst sei. Daher führte er die gelbe Galle ab und rieb die Gelenke mit Bocksdorn, Akazia, dem Saft der Blätter des Hyoskyamus und der Hauswurz ein und bähte sie mit Portulak und Frauenhaar. (3) Sooft er sie [diese Mittel] nun anwandte, empfand er im Anfang wegen ihrer Kälte ein Wohlgefühl; nach diesem verstärkte sich dann der Schmerz. (4) Da ließ er eine ganze Reihe von Ärzten zu seiner Behandlung kommen. Der eine empfahl den Aderlaß, ein anderer etwas anderes. (5) Ich aber frug ihn, ob er die Hitze zugleich mit dem Schmerz spüre oder sie eine Stunde nach dem Auftreten des Schmerzes empfinde. (6) Da meinte er, daß er die Hitze und die Entzündung eine Stunde nach dem Schmerz empfinde. (7) Nun frug ich ihn, ob er zu Beginn des Schmerzes dessen Ausdehnung spüre, dann, jetzt danach, mit der Ausdehnung eine Wärme. Da sagte er: „Ja." (8) Ich sagte nun: „Es ist nötig, daß du dich vor den kühlenden Mitteln in acht nimmst, denn die Krankheit ist kalt, und die Entzündung und die Hitze bei ihr sind Folgeerscheinungen des Schmerzes, und die Geschwulst ist [nur deshalb] so klein, weil sie [so] tief liegt." (9) Ich wies ihn an, er solle im Hinblick auf die [Krankheits-]Materie erwärmende Mittel anwenden, bisweilen auch ein löschendes Mittel im Hinblick auf das Akzidens, d.h. das [akzidentell] auftretende Fieber und den Schmerz, zu gewissen Zeiten solle er die beiden Arten vermischen, zu anderen [Zeiten] solle er jedes von ihnen einzeln anwenden. (10) Ich entleerte ihn nun zunächst mit der Hiera, die mit Koloquinthenmark hergestellt wird. (11) Ich machte ihm eine Kompresse mit Eibisch, Gerstenmehl und Eiweiß, dann mischte ich danach auch das Eigelb hinein, dann fügte ich Kamille hinzu, danach Leinsamen und Bockshornklee, dann, nach jenem, Terebinthenharz. Dann kehrte ich davon zurück zu der zuerst angewendeten Eibisch- und Gerstenmehlkompresse. (12) Machmal mischte ich auch das Mehl der Pferdebohne hinein. (13) So hörte ich nicht auf, die Anwendung jener Kompressen, eine nach der anderen, periodisch aufeinander folgen zu lassen, bis die Kompresse, zu deren Bestandteilen das Terebinthenharz und die Myrrhe gehören, erreicht war; dann wandte ich mich der ersten [wieder] zu, insbesondere, wenn er eine Hitze spürte. (14) Da klang sein Schmerz nach einem Tage und einer Nacht ab. Danach wendete er an, was gegen phlegmatische Geschwülste gut ist. So genas er.

XVIII 1 - 14

ومعها حمرة يسيرة [٢] فظنّ أنّ بها ورمًا صفراويًّا فأسهل الصفراء وطلى المفاصل بالحُضَض والقاقيا وعصارة ورق البنج وحيّ العالَم وضَمَّدَها ببقلة الحمقاء وبرسياوشان [٣] وكان كلّما استعملها وجد لبردها فى الابتداء لذّةً ثمّ بعد ذلك يشتدّ الوجع [٤] فدعَا جماعةً من الأطبّاء إلى مُعالجته فأشار بعضهم بالفصد وبعضهم بغيره [٥] وسألته أنا بأنّه هل يُحِسُّ الحرارة مع الوجع أم يجدها بعد حدوث الوجع بساعةٍ [٦] فذكر أنّ الحرارة والالتهاب يجدهما بعد الوجع بساعةٍ [٧] فسألتُه هل يُحِسُّ فى ابتداءِ الوجع بِتمدُّدِهِ ثمّ بعده الآنَ مع التمدّد حرارة فقال نعم [٨] فقلتُ يجب أن تَحْذَرَ المبرِّداتِ فإنّ العلّة باردة وإنّ التلهُّبَ والحرارة [fol. 49a] فيها تابعان لِلوَجَع وإنّ صِغَرَ الورم هو لتَعَمُّقِهِ [٩] وأمرتُه أن يستعمل المسخّناتِ لأجْلِ المادّة والمُطْفِئَةَ أحيانًا لأجل العَرَض أعنى الحُمّى العارضة والوَجَعَ وأن يَخْلِطَ النوعين فى بعض الأوقات ويَستعملَ كلَّ واحد منهما فى بعضها [١٠] واستفرغتُه أوّلًا بالإيارج المتّخذ بشحم الحنظل [١١] وضمّدته بالخطميّ ودقيق الشعير وبياض البيض ثمّ خلطتُ به بعد ذلك الصُفرة أيضًا ثمّ أضفتُ إليه البابونج بعده بِزرَ الكتّان والحُلْبة ثمّ بعد ذلك عِلْكَ البُطْمِ ثمّ رجعتُ منه إلى ضماد الخطميّ ودقيق الشعير الأوّلِ [١٢] وربّما كنتُ أَخلِطُ به دقيق الباقِلّى [١٣] ولم أزل أعاقب استعمال تلك الأضمدة واحد بعد آخرَ تَعاقُبًا دَوْرِيًّا إلى أن بُلِغَ الضمادُ الذى يَقَعُ فيه علك البُطم والمرّ ثمّ أَعْطِفُ إلى الأوّل خاصّة متى أَحَسَّ بحرارة [١٤] فسكن وجعه بعد يومٍ وليلةٍ واستعمل بعد ذلك ما يَنْفَعُ الأورامَ البلغميّة فبَرَأَ

---

10 فيها : فيه .Ms 11 والمطفئة : والتطفيه .Ms

12 العارضة : العارض .Ms 13 بالإيارج : باليارج .Ms

XIX.

Die Geschichte eines Mannes, bei dem sich eine Angina eingestellt hatte.

(1) Er sagte: Die Angina, bei der sich auf dem Hals und am Gaumen keine Röte zeigt und bei der die Geschwulst weder innerlich noch äußerlich in Erscheinung tritt, ist tödlich, und ich habe keinen gesehen, der mit dem Leben davongekommen ist. (2) Einmal trat ich bei einem Kranken ein, bei dem diese Art der Angina vorlag. (3) Da sagte ich zu seinen Angehörigen: „Wenn er nicht zur Ader gelassen wird, stirbt er unweigerlich; wird er zur Ader gelassen, so besteht die Möglichkeit, daß er stirbt oder daß er mit dem Leben davonkommt.“ (4) Da gaben sie ihre Einwilligung zum Aderlaß. Ich ließ ihn also zur Ader und zog ihm den Betrag von drei Unzen Blut ab. Da traf ihn eine Ohnmacht. (5) Als ich das sah, sperrte ich das Blut ab, ließ ihn Wein und das, was kräftigt, riechen; aber ich verzweifelte an seinem Aufkommen und zog ihm kein weiteres Blut mehr ab. (6) Ich erkundigte mich, ob er feige (?) sei. Da sagten sie: „Nein“. Da gab ich meine Hoffnung, ihn zu retten, vollständig auf. (7) Er blieb an jenem Tage [noch] bis zur halben Nacht am Leben. (8) Und zwar hatte ich Befehl gegeben, sie sollten ihn am Einschlafen hindern. Sie hatten aber darauf nicht acht. Er erstickte nun und starb.

XX.

Eine andere Geschichte.

(1) Und ich sah einen anderen, den auch diese Art der Angina getroffen hatte. (2) Da gab ein Arzt den Rat, daß ihm eine Kompresse aufgelegt, ein anderer, daß er zur Ader gelassen werden solle. (3) Da verhinderte ich die Kompresse, weil eine *treibende* Kompresse an dieser Stelle eine [Krankheits-]Materie nicht treiben kann angesichts dieses tiefen Eingedrungenseins und weil eine *auflösende* [Kompresse] sie nicht auflösen kann. Das treibende Mittel treibt sie [d.h. die Geschwulst] vielmehr weiter nach innen, und das auflösende Mittel zieht sie vom Körper zu ihr [d.h. der Kehle] hin. (4) Da nahm ein Arzt einen Aderlaß vor. Ich aber gab Anweisung, daß er das Blut nicht bis zur Grenze der Ohnmacht herauslassen dürfe, sondern daß er sich mit einem geringen Quantum begnügen müsse. Aber der Arzt fügte sich mir darin nicht. (5) Nachdem er nun drei Unzen herausgelassen hatte, fing bei ihm [dem Patienten] die Ohnmacht an. Er wurde dann mehrmals ohnmächtig und starb. (6) Deshalb muß man

XIX 1 - XX 6

XIX

قصّة رجل حدث به الخُناق

[١] قال الخناق الذى لا تظهر فيه على الرَقَبَة وعلى الحَنَك حمرة ولا يظهر الورم لا داخلاً ولا خارجًا قاتل ولم أَرَ أَحَدًا تَخَلَّصَ منه [٢] ودخلت مرّةً على مريضٍ به هذا النوع من الخناق [٣] فقلتُ لأهله إنّ لم يُفْصَدْ مات لا محالة وإنْ فُصِدَ يمكنّ أن يموتَ أو أن يتخلّصَ [٤] فرَضُوا بفصده ففصدتُه وأخرجتُ منه مقدار ثلاث أَوَاق من الدم فأصابه غَشْيٌ [٥] فلمّا رأيتُ‹ه› حَبَسْتُ الدم وأشمَمْته الشرابَ وما يُقَوّى وأَيِسْتُ منه ولم أُخْرِجْ منه شيئًا آخَرَ من الدم [٦] وسألتُ أهو جبان فقالوا لا فقطعتُ منه رجائى بالتمام [٧] وبقى ذلك اليومَ إلى نصف الليل [٨] وأمرتُ أن يمنعوه من النوم فتغافلوا عنه واختَنَقَ ومات

XX

قصّة [*fol. 49 b*] أخرى

[١] ورأيتُ آخَرَ أصابَهُ هذا النوع من الخناق أيضًا [٢] فأشار بعض الأطبّاء بأن يضمّد وبعضهم بأن يُفْصَد [٣] فمنعتُ عن الضماد لأنّ الضماد الدافع فى هذا الموضع لا تَقْدِر على دفع مادّة مع هذا الغُؤُور ولا المحلّل على تحليلها بل الدافعةُ تَدْفَعُه إلى داخل أكثر والمحلّلة تجْذِبه من البدن إليه [٤] ففصد بعض الأطبّاء فأمرتُ أن لا يُخْرَجَ من الدم إلى حدّ الغَشْيِ بل يَقْتَصِر على مقدارٍ قليلٍ فلم يُجِبْنى الطبيبُ إلى ذلك [٥] ولمّا أخرج ثلاث أواقٍ ابتدأ به الغشى وغُشِيَ عليه مرارًا ومات [٦] فلذلك ينبغى أن

---

9 آخر: اخرا *Ms.* 14 بعض: *Ms. deest* 17 تجذبه: تجذب *Ms.* 19 ثلاث: ثلثه *Ms.*

wissen, daß noch nie jemand von einer Geschwulst im Inneren der Kehle genesen ist, von der weder am Gaumen noch am Hals irgendein Symptom zu sehen ist, weder von Natur, noch durch die [ärztliche] Kunst. (7) Und keiner von den alten Ärzten erwähnt dies außer Erasistratos. Er sagt nämlich, daß er keinen gesehen habe, der mit dem Leben davongekommen sei, außer einem einzigen Mann, und dessen Rettung geschah durch den Aderlaß.

XXI.

Die Geschichte eines anderen Kranken, den eine Angina getroffen hatte.

(1) Wenn die Geschwulst im Inneren der Kehle sitzt, so ist es offenkundig, daß keiner gesund wird. Sitzt sie im Inneren des Gaumens, so kommt er [der Patient], wenn sie groß ist, nicht mit dem Leben davon; ist sie nicht groß, so kommt er manchmal, in seltenen Fällen, mit dem Leben davon. (2) Ich sah einen Menschen, bei dem stellte sich eine Geschwulst in der Kehle ein; an seinem Gaumen zeigte sich eine leichte Rötung, aber auf seinem Halse zeigte sich nichts. (3) Er war ein kräftiger Jüngling; es stellte sich bei ihm große Atemnot und ein schwerer Schmerz ein. (4) Da ließ ich ihn am Ellbogen zur Ader, nachdem ich {seine Angehörigen} hatte wissen lassen, daß er vielleicht mit dem Leben davonkommen werde, vielleicht auch nicht. (5) Dann, beim Heraustreten von zwei Unzen Blut, empfand er Befreiung und Weite in der Kehle. (6) Dann sperrte ich das Blut aus Furcht vor einer Ohnmacht, denn die Ohnmacht drängt die [Krankheits-]Materien ins Innere des Körpers ab. (7) Die Entleerung fand in der fünften Stunde des Tages statt; die Jahreszeit war Frühling. (8) Ich kräftigte ihn nun mit wohlriechenden Duftstoffen. (9) Ich machte aber keine Kompresse und riet auch nicht zu einem Gurgelmittel, weil die zurückdrängenden Mittel eine so große Geschwulst nicht zurückdrängen können. Auch fürchtete ich, die [Krankheits-]Materie könnte von ihnen nach innen gestoßen werden. (10) In der neunten Stunde zog ich zwei weitere Unzen Blut ab. Da wurde die Atmung ein wenig leichter, aber der Schmerz blieb unverändert. (11) In der ersten Stunde der Nacht zog ich [noch einmal] zwei Unzen ab. Da wurde seine Atmung noch leichter. (12) Am nächsten Morgen ließ ich ihn am anderen Ellbogen zur Ader und zog zwei Unzen Blut ab, und in der dritten Stunde

يُعْلَمَ أنّه لم يَبْرَأ قطُّ أحدٌ من ورم فى داخل الحَنْجَرَة لم يظهرْ فى الحَنَك ولا على الرقبة شىءٌ من أعراضه لا من قِبَل الطبيعة ولا من قِبَل الصناعة [٧] ولم يذكر أحدٌ من الأوائل ذلك إلّا أراسِسْطراطُس ذكر أنّه لم يَرَ أحدًا تخلّص منه إلّا رَجُلًا واحدًا وكان خلاصه بالفصد

XXI

قصّة مريض آخَرَ أصابه خناق

[١] إذا كان الورم داخلَ الحنجرة فقد ظهر أنّه لا يَبْرَأُ أحدٌ فأمّا داخل الحنك فإنّه إن كان عظيمًا لا يتخلّص وإن لم يكن عظيمًا ربّما تَخَلَّصَ فى النادر [٢] ورأيتُ إنسانًا حدث به وَرَمٌ فى الحنجرة وظهر على الحَنَكِ حمرة يسيرة ولم يظهر على الرقبة شىءٌ [٣] وكان شابًّا قويًّا وحدث به عُسْرُ نَفَسٍ عظيمٌ ووجع صعب [٤] ففصدته من مرفقه بعد أن أعلمتُ {أَهْلَه} أنّه ربّما تخلّص وربّما لم يتخلّصْ [٥] فعند خروج أُوقِيَّتَيْنِ من الدم وجد راحةً وسعةً فى الحَلْق [٦] فحَبَسْتُ الدم خوفًا من الغشى لأنّ الغشى يُمِيلُ المَوَادَّ إلى داخل البدن [٧] وكان الاستفراغ فى [fol. 50 a] الساعة الخامسة من النهار والفَصْلُ ربيعٌ [٨] وقَوَّيْتُه بالروائح الطَيِّبَة [٩] وما ضمّدت ولا أمرتُ بالغرغرة لأنّ الروادع لا تَقْدِر على ردعِ مثل هذا الورم العظيم وخفتُ أيضًا أن تُدْفَعَ المادّةُ منها إلى داخل [١٠] وأخرجتُ فى الساعة التاسعة أُوقيَّتَيْن أُخْرَيَيْنِ من الدم فسَهُلَ التنفّس يسيرًا وبقى الوجع بحاله [١١] وفى الساعة الأُولَى من الليل أخرجتُ أُوقِيَّتَيْن فسَهُلَ تنفّسه أكثر [١٢] وفصدته من الغد من المِرْفق الآخَرِ وأخرجتُ من الدم أُوقيَّتَيْن وفى الساعة الثالثة

---

3 أراسسطراطس : اذاسسطراطس Ms. 14 الموادّ : إلى المداد Ms. 18 أخريين : أخرتين Ms.

[wieder] zwei Unzen. (13) Danach [erst] fing die Geschwulst an, sich auf dem Halse abzuzeichnen, und die Atmung [fing an], weit zu werden. (14) Als ich dies sah, wurde meine Hoffnung stark, und ich verordnete ihm, mit dem Sirup der Maulbeere, dem Saft des Koriander und der Hauswurz zu gurgeln. Nun trat die Geschwulst äußerlich [noch] mehr in Erscheinung, und die Atmung wurde leicht. (15) An jenem und dem darauffolgenden Tage zog ich vom Blut einen Teil nach dem anderen ab. (16) Am nächsten Tage bähte ich ihn mit Flohkrautsamen und dem Saft des {...}, danach mit Gerstenmehl und dem Saft des Koriander. (17) Als es ihm dann [wieder] möglich war, zu schlucken, gab ich Anweisung, daß etwas vom wilden Portulak mit Honigwasser für ihn gekocht werde, und flößte [es] ihm ein. Das führte ihn hinreichend ab. (18) Und nach jenem Tage, als ich sah, daß die Geschwulst blieb, ja sich [sogar] auf die Regionen der Brust ausgebreitet hatte – wobei er bei guten Kräften war –, ließ ich ihn an der Zungenvene zur Ader. (19) Es kam genügend Blut heraus, und die Geschwulst und der Schmerz verminderten sich. (20) Nun vermischte ich mit der Kompresse und dem Gurgelmittel ein lösendes Mittel und verminderte den Anteil des zurückdrängenden Mittels und vermehrte den des lösenden Mittels [immer mehr]. (21) Zuerst ernährte ich ihn mit Honigwasser, dann mit Gerstenschleim (Ptisane), dann mit Eiern. (22) Dann zeigte sich am vierzehnten Tage eine Geschwulst an seinem Knie. Die löste ich auf.

XXI 12-22

أُوقِيَّتَيْن [١٣] فابتدأ الورم بعد ذلك يظهر على الرقبة ويتّسع النفس [١٤] فقَوِىَ عند ذلك رجائى وأمرتُه بالغرغرة برُبّ التُوثِ وماء الكزبرة وحىّ العالَمَ فكان الورم يظهر من الخارج أكثر وتَسَهَّلَ التنفّس [١٥] وكنت أُخْرِجُ فى ذلك {اليوم} ومن غَدِهِ من الدم شيئًا بعد شىءٍ [١٦] وضمّدته من الغد ببزر قَطُونَا وعصارة {......} وبعد ذلك بدقيق الشعير وماءِ الكزبرة [١٧] فلمّا أمكنه الازدرادُ أمرتُ أن يُطبخ له شىءٌ من {البقلة} الحمقاء البرّيّة بماء العسل وأسقيتُه فأسهله إسهالًا كافيًا [١٨] وبعد ذلك اليوم لمّا رأيتُ الورم لابِثًا وقد انبسط إلى نواحى الصدر وقُوَّتُه كانت قَوِيَّةً ففصدته من عرق اللسان [١٩] وخرج دم كافٍ ونَقَصَ الورمُ والوجع [٢٠] فخلطتُ بالضماد والغرغرة بعض المحلِّلاتِ وكنتُ أَنْقُصُ من الرادعة وأزيد فى المحلِّلة [٢١] وغذوته أوّلًا بماءِ العسل ثمّ بماء الشعير ثمّ بالبيض [٢٢] فظهر فى الرابع عَشَرَ وَرَمٌ فى رُكْبَتِهِ فحَلَّلْتُه

Kommentar

I–V

In den Geschichten nr. 1 bis 5 ist über fünf Fälle von Melancholie berichtet. An melancholischen Erscheinungen leidet auch der Patient der 16. Geschichte. Danach ergeben sich die folgenden Krankheitsbilder: Die Patienten sind bekümmert, haben Angst, fürchten den Tod oder das Ertrinken (2,16; 3,2; 4,1; 16,6). Sie sehen vor ihren Augen Phantome (2,9; 3,6). Bei einem Patienten ist die Milz erkrankt. Er spürt in ihr ein Stechen mit aufsteigender Tendenz (nr. 1). Ein anderer Patient hat Schmerzen zwischen den Rippen, und auch diese Schmerzen tendieren nach oben (nr. 2). In nr. 1 äußern sich die Verdauungsbeschwerden in hartnäckiger Verstopfung. Meist kommt es zur Bildung eines scharfen (1,10) oder schwarzgalligen Saftes (5,3). Er kann durch Verbrennen des Blutes entstehen (3,1), und die schwarzgallige Schlacke ist es wiederum, die das Blut in den Arterien zersetzt (2,18). Auch eine besondere geistige Anspannung, z.B. das Brüten über den Wissenschaften (3,3) und das Fasten und Abtöten der Begierden (5,1), kann eine Melancholie zur Folge haben. Die Melancholie tritt vorwiegend im fortgeschrittenen Lebensalter auf. Das ist expressis verbis in 3,4 und 16,7 gesagt, aber der Patient in nr. 1 ist dreißig, in nr. 4 zwanzig Jahre alt. In der zweiten Geschichte wird die Krankheit im Frühling manifest. Die Therapie ist vielseitig: Abführung des Stuhles, Aderlaß (1,13.16.18; 2,6) und Diätvorschriften (1,12; 2,11. 14; 4,3; 5,4) sind gleichermaßen angezeigt. Auch rät der Autor zu Spiel und Kurzweil und zur Aufheiterung des Gemütes (4,3).

Alle diese Symptome und Maßnahmen stimmen mit dem Bilde überein, das Rufus in seinem bedeutenden, leider nur ganz fragmentarisch erhaltenen Buche über die Melancholie entworfen hat[1]. Rufus hat über die „epigastrische“ bzw. „hypochondrische“ Form der Melancholie geschrieben, und dazu paßt, daß die Melancholie hier von einem Leiden der Milz bzw. von Schmerzen zwischen den Rippen ausgeht. In Rufus' Buch ist auch viel von Verdauungsbeschwerden die Rede. Sie haben die Bildung eines schwarzgalligen Saftes zur Folge[2]. In den Fragmenten werden der Aderlaß und diätetische Maßnahmen angewendet[3], und es ist auch bekannt, daß Rufus in der geistigen Begabung ein Gefahrenmoment gesehen hat[4]. Wenn in unserer Geschichte nr. 5 der Asket, der die Begierden tötet, melancholisch wird, so erinnern wir uns, daß Rufus anderen Ortes vom Coitus als einer wohltuenden Maßnahme spricht[5]. Und

1 Flashar Melancholie p. 84–104.
2 ib. p. 100.
3 ib. p. 101.
4 ib. p. 96 f.
5 ib. p. 102.

daß das Alter zur Melancholie prädisponiert, war schon oben p. 19f. als Charakteristikum der rufinischen Lehre erwähnt worden[6].

1,1: Zu dem Wort *naḫsun* als Bezeichnung eines Leidens bzw. Schmerzes vgl. *fa-laḥiqahū naḫsun fī ǧānibaihi* Severus ibn al Muqaffaʿ, Alexandrinische Patriarchengeschichte von S. Marcus bis Michael I 61–767, im arabischen Urtext hrsg. von Christian Friedrich Seybold (Veröffentlichungen aus der Hamburger Stadtbibliothek Bd. 3), Hamburg 1912, p. 119 ult.

1,2: Zur Konstruktion *taḥaqqana* c. *bi-* r. vgl. Vocabulista 314,4.

1,5: Dioskurides, Mat. med. II 171,4 (Bd. I 239,4ff. Wellm.) schreibt, daß die Meerzwiebel (ἡ σκίλλα) mit Honig die klebrigen Säfte (γλοιῶδες) abführt.

1,8: Zu *lubb al-qurṭum* s. WKAS II 82b 37. Es handelt sich um den zerquetschten Samen des Saflor, ἡ κνῆκος, der abführende Wirkung hat, s. Diosc. Mat. med. IV 188 (Bd. II 335,13ff. Wellm.).

1,17: Zu der Konstruktion *inṯanaitu lahū* „ich wandte mich ihm zu" vgl.: *ṯumma nṯanā baʿdu li-ṯ-ṯānī fa-aqṣadahū* Nābiġa D̲. (Faiṣal) 65,38; *naḥnu banātu Ṭāriqin lā nanṯanī li-wāmiqin* Tahd̲īb 16,226,8 = Lis. 10,217b ult. f.; *yuǧāwizuhā l-maǧmūru lā yanṯanī lahā bi-ʿiṭfin* Buḥturī 346,44; *kahlun mina l-kuhūli lā yanṯanī li-ṣ-ṣaʿbi wa-d̲-d̲alūli* Aġ. 9,119,18/10,232,7 = ʿAlī b. -Ǧahm App. 84,14.

1,19: *māʾ al-ǧubn* entspricht wohl ὀρρὸς τυροῦ bei Diosc. Mat. med. II 71 (Bd. I 146,9 Wellm.).

2: Thematisch ist die zweite Geschichte ganz auf Hipp. Aphor. VI 47 (Bd. IV 574 Littré) bezogen: Ὁκόσοισι φλεβοτομίη ἢ φαρμακείη ξυμφέρει τουτέους προσῆκον τοῦ ἦρος φλεβοτομεῖν ἢ φαρμακεύειν. Auch Galen kennt einen Mann, der jedes Jahr von Melancholie ergriffen wurde, wenn er nicht purgiert wurde: Hipp. Aphorismi et Galeni in eos comment. VI 47 (Bd. XVIII A 79,11ff. Kühn). Man sieht, wie das literarische Vorbild der Aphorismen die praktische Erfahrung verschiedener Ärzte präjudiziert hat.

2,2–4: Daß die Unterbrechung einer Gewohnheit, z. B. der Gewohnheit des Aderlasses, zur Melancholie führt, hat Isḥāq ibn ʿImrān, der ja stark von Rufus abhängt, ausgeführt: b. ʿImrān Mālanḫūliyā 92b 4.

2,14: Zu χόνδρος vgl. ausführlich Galen. De aliment. fac. I 6 (p. 225,9–226,20 Helmreich). Galen spricht dort von den Schleimsuppen (ῥοφήματα), die aus sogenannter gewaschener Graupe (ἐκ τοῦ καλουμένου πλυτοῦ χόνδρου) hergestellt werden. „Das ist nämlich der Saft der Graupe, den man erhält, wenn man diese mit Wasser mischt." Man müsse, so fährt Galen fort, viel Wasser nehmen und den Saft lange kochen, wenn er bekömmlich sein soll.

2,14: *As-samak aṣ-ṣuḫūrī* „Felsenfische" ist eine Lehnübersetzung von ἰχθῦς πετραῖοι. Der Ausdruck geht auf Aristoteles, Hist. anim. A 2, 488b 7, zurück, der bei den Meeresfischen unterscheidet: τὰ μὲν πελάγια, die auf hoher See, im tiefen Wasser, τὰ δ' αἰγιαλώδη, die am flachen Gestade, und τὰ δὲ πετραῖα, die an felsigen

6 ib. p. 97f.

Ufern leben. Von den „Felsenfischen" ist in allen diätetischen Schriften die Rede, vgl. Athenaios, bei Orib. Coll. med., Libri incerti 41,15 (Bd. IV 147,20f. Raeder); Rufus, De renum et ves. morbis 2,25 (p. 17,8 D.-R.); Galen. De sanitate tuenda VI 11,4 (p. 190,30 Koch) [vgl. noch die Indizes in diesem Band]. Ḥubaiš hat die πετραῖοι ἰχθῦς bei Galen. De consuetudinibus 16,5f. Schmutte mit *as-samak ar-raḍrāḍī* übersetzt.

2,14: *Bāqillā* entspricht κύαμος [Ἑλληνικός], s. Diosc. Mat. med. II 105 (Bd. I 179,1ff. Wellm.).

3,2: Die Kongruenz ist salopp gehandhabt. Es müßte eigentlich heißen: *wa-lam yakuni l-faza'u wa-l-ġammu llaḏāni aṣābāhu bi-qawīyaini.*

3,3: Ich habe *mulūk* hier nicht mit „Könige" übersetzt, da das Wort, besonders im Plural, sei es in der Poesie, sei es im allgemeinen Sprachgebrauch, oft in der Bedeutung „Fürsten", „Adlige", „Herren" und ähnlich verwendet wird. Vgl. Nābiġa Ḏ. 3,6.10; 'Amr b. Q. 15,18; Surāqa (Naṣṣār) 100,9; Ṭahmān nr. 4,2; b. Qais -R. 36,10; 46,13; Buḥturī 132,15; b. -Rūmī (Naṣṣār) I 2,1; Ṭab. Ta'rīḫ I 5,2247,8 = Fischer Chrest. 77,9 *(al-mulūku llaḏīna lahumu ḍ-ḍiyā'u bi-ṭ-Ṭaffi);* Ǧālīnūs Miḥna, bei b. a. Uṣ. I 80,9 *(intiẓāruhum 'alā abwābi l-mulūki);* id., bei Dietrich Medicinalia 192,14–16 *(wa-qad kāna l-muta'allimūna li-hāḏihi ṣ-ṣinā'ati ... hum afāḍila l-mulūki)* [Übersetzer Ḥunain ibn Isḥāq].

3,6: Dem Wort *araqī* (in *subātun araqīyun*) könnte ein Adjektiv ἀγρυπνητικός oder ἀγρυπνώδης zugrunde liegen.

4,2: Schwarze Nieswurz, ἐλλέβορος μέλας, arab. *ḫarbaq aswad,* ist ein bekanntes Abführmittel, s. Diosc. Mat. med. IV 162 (Bd. II 306,13ff. Wellm.). Rufus hat sich in seiner Schrift De remediis purgantibus, bei Orib. Coll. med. VII 26,41ff. (Bd. I 1,233,6ff. Raeder) ausführlich über die Wirkung und Anwendung dieses Mittels geäußert.

VI–VIII

In der 6., 7. und 8. Geschichte sind drei Fälle von Phrenitis vorgestellt. Die Krankheit wird hier gleicherweise mit den Ausdrücken *sirsām* und *birsām* bezeichnet. Beides sind persische Wörter. Das erstere ist aus *sar-sām* „Kopfentzündung", das zweite aus *war-sām* „Brustentzündung" entstanden[7]. Durch Angleichung an das arabische Morphem *fi'lāl*[8] sind sie im klassischen Arabisch *sirsām* bzw. *birsām* vokalisiert worden. Das Wort *birsām,* das etymologisch also „Brustentzündung", „Pleuritis" bedeutet, war schon in der altarabischen Poesie geläufig[9], für *sirsām* gibt es dagegen anscheinend keine alten Belege. In einigen Texten, z. B. bei Ǧābir ibn Ḥayyān[10] und

7 David Neil MacKenzie, A Concise Pahlavi Dictionary, London 1971, p. 74 und 87.

8 Z. B. *diḥrāǧ,* s. Wright Grammar I 117 C.

9 Ḥam. 819 v. 3/Marzq. nr. 873,3 = Nöld. Del. 59 ult.; Ǧirān 12,20 (p. 38,1); Ru'ba 54,173; b. Muqbil App. 38,20 (p. 381); b. Aḥmar, bei 'Ask. Ṣinā'atain 402,4.

10 Ǧābir b. Ḥ. Sumūm fol. 101 a 6.

bei den Iḫwān aṣ-ṣafāʾ[11], werden *sirsām* und *birsām* nacheinander aufgezählt. Diese Autoren haben vermutlich mit diesen Wörtern verschiedene Krankheiten bezeichnen wollen. Aber bei Muḥammad ibn Zakarīyāʾ ar-Rāzī und anderen professionellen Ärzten werden *birsām* und *sirsām* völlig synonym und promiscue im Sinne von „Gehirnentzündung" gebraucht. Ar-Rāzī[12] differenziert nur insofern, als er schreibt, das „Volk" oder die „Laien" *(al-ʿāmma)* würden *birsām*, die Ärzte dagegen *sirsām* sagen. An anderer Stelle[13] konstatiert er jedoch, daß der Ausdruck *birsām* auf zwei Krankheiten angewendet werde, auf die *šauṣa* (womit die Rippenfellentzündung gemeint sein dürfte) sowie auf die Gehirnentzündung, und diese letztere sei ja der *sirsām*. Al-Maǧūsī[14] lehrt, daß der *sirsām* von einer heißen Dyskrasie im Gehirn selbst oder von einer heißen Geschwulst der Gehirnhäute herrühre, daß der *birsām* ebenfalls im Gehirn entstehe, jedoch von einer Geschwulst im Zwerchfell herkomme, das mit dem Gehirn durch eine Nervenbahn in Verbindung stehe. Aber mit *sirsām* wird nicht nur die Phrenitis, sondern auch der Lethargos bezeichnet, und man unterscheidet diese Krankheiten dann so, daß man die Phrenitis „die heiße Gehirnentzündung" *(as-sirsām al-ḥārr)*, den Lethargos „die kalte Gehirnentzündung" *(as-sirsām al-bārid)* nennt[15].

Nach den drei Berichten des Rufus äußert sich die Phrenitis unter folgenden Erscheinungen: Sie ist immer mit einem Delirium verbunden (6,4; 7,3.5.10; 8,1.2.6.12.20), es können auch Spasmen bzw. Krämpfe auftreten (6,4.7). Eine charakteristische Begleiterscheinung ist das [hohe] Fieber (7,2.18; 8,2). Die Augen sind gerötet und tränen (6,6.16; 7,4), der Urin wird weiß, d.h. farblos (7,4; 8,2), im Körper herrscht eine Plethora (6,5.17). Die Ursache der Phrenitis ist in nr. 7 eine trockene und scharfe Dyskrasie (§§ 1 und 13) sowie Schlaflosigkeit (§§ 7 und 10); in der Einleitung zu nr. 8 ist gesagt, daß die Phrenitis in einer Geschwulst des Zwerchfells ihre Ursache habe. Therapeutisch rät Rufus zum Aderlaß (6,3.8.16; 8,21).

Dieses Krankheitsbild stimmt in allen wesentlichen Zügen mit dem überein, was die antiken Ärzte gelehrt haben und was Alexander von Tralleis eindrucksvoll zu-

11 Ed. Bairūt 1957, Bd. II 319,6.

12 Rāzī Ḥāwī 15,65,8 ff.

13 Rāzī Ḥāwī 1,219,5 f.

14 Maǧūsī Malakī I 327,10 ff.

15 Galen, On Cohesive Causes ..., ed. Malcolm Lyons (CMG, Suppl. Or.II), Berlin 1969, p. 70,10; Rāzī Ḥāwī 1,202,7 f.; 219 ult. f.; 15,67,1–4; b. Sīnā Qānūn I 302,29 ff. Vgl. ferner die folgenden Stellen: Zu *birsām* und *mubarsam*: Ǧamh. III 305 b 18 ff.; 323 b 10 f.; 386 a 10 f.; Schol. Ḏū r-Rumma 75/(a. Ṣ.) 12,78; Maʿarrī Fuṣūl 156,4; Bar Bahlūl 1497,17; 1607,4 f.; Ǧawāl. Muʿarrab 45,5 ff.; 312,4; Ḫafāǧī ŠDurra 214,16; b. Saʿd Ṭabaqāt V 220,20; Ǧāḥiẓ Buḫalāʾ 40,13; Bilauhar 13,4 f.; Yaʿqūbī Taʾrīḫ I 129,4; Ṭab. Taʾrīḫ I 5,2391,16; II 1,278,16; Fihr. 293,16; Ps. Aflāṭūn Rawābīʿ 191,1; Buqrāṭ Fuṣūl VI 11 (p. 54, 3–5); VII 12 (p. 61,1); Buqrāṭ Waṣīya, bei b. a. Uṣ. I 26,20; ʿAlī b. Rabban Firdaus 122,8; 138,16; b. ʿImrān Mālanḫūliyā 91 b 10; 118 b 5; Rāzī Muršid 51,8; Rāzī Ḥāwī 15,72,4; 22,320 b 5 ff.; Maǧūsī Malakī II 62 paen. ff.; Ǧildakī Durra 31 b, –5. Zu *sirsām* und *musarsam*: Bar Bahlūl 1497,17; 1607,4 f.; b. –Aṯīr Kāmil 11,299, 9 (Jahr 574); Rūfus Mālanḫūliyā, bei Rāzī Ḥāwī 15,73,5–7; Maǧūsī Malakī I 348, –5; II 250,7 ff.; b. Hubal Muḫtārāt III 23,3; 26,13; Qazw. ʿAǧāʾib 364,22.

sammengefaßt hat[16]. Auch Alexander (I 515,12) bezeichnet als die vornehmste therapeutische Maßnahme den Aderlaß in der Ellenbeuge (517,7), auch er behandelt den Kopf mit kühlenden und Schlaf erzeugenden Mitteln, jedoch bestreitet er, daß das Zwerchfell in einem ursächlichen Zusammenhang mit der Phrenitis stünde (511,18). In diesem Punkte scheinen Rufus' Ansichten mit denen Galens zu kongruieren[17].

Schließlich besitzen wir noch ein von ar-Rāzī überliefertes Rufus-Fragment[18], das das bestätigt, was in den Geschichten 6–8 gesagt war. Rufus erklärt in diesem Fragment, daß die Phrenitis zusammen mit Delirium und Fieber, mit Schlaflosigkeit und Zittern auftrete, daß der Patient wenig esse, das Licht scheue, gerötete Augen und kalte Extremitäten habe und Flocken von seinen Kleidern lese (*yaltaqiṭu z-ziʾbira* = καρφολογεῖν).

6,4: Der Ausdruck *iḫtilāṭ* „Delirium", der hier und an den Stellen 7,5.10; 8,1.12. 17.20; 13,5 vorkommt, ist vermutlich die Übersetzung von παραφροσύνη Rufus Quaest. med. 24 (p. 32,28 Gärtner) oder von παρακρουστική Rufus ib. 2 (p. 24,15 Gärtner) und öfter, s. Index verborum p. 118.

6,5: Die Plethora (ἡ πληθώρα) wird bei Galen. De venae sect. adversus Erasistr. 9 (Bd. XI 180,1 f. Kühn) definiert als: τὸ ἐν ταῖς φλεψὶ τροφῆς πλῆθος. Bei Rufus, Quaest. med. 22 (p. 32,14 Gärtner) und öfters, wird der Ausdruck πλησμονή verwendet, zu dem Gärtners Kommentar p. 68 zu vergleichen ist.

6,6: Ein ähnlicher Symptomenkomplex ist in 7,4 beschrieben.

6,8: Vgl. die Parallelen 19,3 und 21,4.

6,10: Nach § 17 war es der rechte Ellbogen.

6,12: *Ar-raṭl* entspricht etymologisch und sachlich ἡ λίτρα.

7,4: Dieser Symptomenkomplex war ähnlich schon in 6,6 erwähnt.

7,7: „Das Heilmittel, das mit Mohn ohne Honig bereitet wird": Nicht der Mohnsamen = *Semen Papaveris,* sondern unreife Mohnköpfe = *Fructus Papaveris immaturi* sind gemeint, s. Karsten-Weber-Stahl, Lehrbuch der Pharmakognosie, 9. Auflage, Stuttgart 1962, p. 458, und vgl. Galen. De compos. medic. sec. locos VII 2 (Bd. XIII 37,9–45,9 Kühn), wo verschiedene Konfektionen aus Mohnköpfen erwähnt sind, die von Galen, Andromachos, Kriton, Heras, Damokrates und Soranos stammen sollen.

7,8 und 9: Vgl. Diosc. Mat. med. II 136,2 (Bd. I 208,6 ff. Wellm.) ἡ ἀγρία θρίδαξ ... ὡμοίωται δὲ κατὰ ποσὸν τῇ δυνάμει μήκωνι, ὅθεν καὶ τὸν ὀπὸν αὐτῆς ἔνιοι μίσγουσι τῷ μηκωνίῳ ... ποιεῖ καὶ πρὸς ἐπικαύσεις ἐγχριόμενος σὺν γυναικείῳ γάλακτι. ἔστι δὲ καθόλου ὑπνωτικὸς καὶ ἀνώδυνος.

7,9 und 14: Die Ausdrücke *wa-ḥalabnā l-labana ʿalā raʾsihī* und *fa-ḥalabnā ʿalā raʾsihī mina ṯ-ṯadyi* sind nicht so ungewöhnlich, wie sie zunächst erscheinen mögen. Vgl. den Bericht des Muḥammad ibn Yazīd (al-Mubarrad) über seinen Besuch

16 Vgl. Puschmann zu Alex. I 148–156.

17 Galen. De locis affectis V 4 (Bd. VIII 327,13 ff. Kühn); Galen. De causis pulsuum IV 14 (Bd. IX 185,7 f. Kühn).

18 Rāzī Ḥāwī 1,212,12–16 = 215,9–13 = D.-R. p. 463, nr. 140.

im Irrenhaus: *wa-iḏā qaumun qiyāmun qad šuddat aidīhim ilā l-ḥīṭāni bi-s-salāsili ... wa-minhum man yuḥlabu ʿalā ra'sihī wa-tudhanu ar'āduhū wa-minhum man yunhalu wa-yuʿallu bi-d-dawā'i ḥasaba mā yaḥtāǧūna ilaihi*[19]. Im Huntingtonianus 461, fol. 13a 14, heißt es im Zusammenhang mit der Behandlung des Deliriums: *fa-ḥlib ʿalā r-ra'si labana l-ǧawārī awi ḍ-ḍa'ni,* und bei Baladī Ḥabālā III 17 (Ms. Gotha 1975, fol. 102a 12) wird von den Kindern, die Krämpfe oder Spasmen haben, gesagt: *wa-qad yanfaʿuhum manfaʿatan bayyinatan an yuḥlaba l-labanu dā'iman ʿalā l-mauḍiʿi.* Zugrunde liegt die Auffassung, daß die Milch möglichst frisch sein soll, da sie sonst ihre Qualität einbüßt, vgl.: εὐτρεπτότατον δ' ὂν ἅπαν γάλα, καὶ μάλισθ' ὅταν ᾖ τὸ περιέχον θερμόν, ἀποβάλλει πολὺ τῆς εἰρημένης δυνάμεως, εἰ μὴ παραχρῆμά τις αὐτῷ χρῷτο θερμῷ τῶν τιτθῶν ἐκχυθέντι Galen. De simpl. med. X 2,7 (Bd. XII 265,2 ff. Kühn). Zur therapeutischen Verwendung der Milch des Weibes, wobei der Kranke an der Brust saugen soll, s. auch die Stellen bei Hermann Grensemann, Knidische Medizin Teil I: Die Testimonien etc., Berlin-New York 1975, p. 33–35, Fragment 20. Vgl. ferner: Karl Deichgräber, Zur Milchtherapie der Hippokratiker (Epid. VII), in: Medizingeschichte in unserer Zeit. Festgabe für Edith Heischkel und Walter Artelt ... Stuttgart 1971, p. 36–53.

8,10 ff.: Rosenöl ist adstringierend und kühlend: Diosc. Mat. med. I 43,4 (Bd. I 43,11 Wellm.). Olivenöl hat u. a. eine lösende Wirkung: Galen. De simpl. med. VI 5,4 (Bd. XI 868,15 Kühn).

IX–XIII

Es folgen fünf Geschichten über den Lethargos, d. h. die Schlafsucht. Diese Krankheit ist immer mit Fieber verbunden (9,17.30.35; 10,6.12; 12,1.5). Der Patient ist schläfrig und benommen (9,42), er kann die Augen nicht offenhalten (12,3), antwortet nicht, wenn man ihn anspricht (9,16; 13,2), nimmt mit den Sinnen nichts wahr (11,3), ist unkonzentriert (9,42) und vergeßlich (10,14). Er zeigt kaum Bewegungen (11,10); jedoch sind in einem Fall die Hände in ständiger Bewegung (12,4), was von der gelben Galle herrührt. Der Puls geht hart und langgestreckt (13,3). Einmal ist gesagt, daß die Krankheit im Frühling auftrat (10,4).

Die Ursache des Lethargos ist nicht eindeutig beschrieben. Im allgemeinen scheint zu viel Feuchtigkeit im Gehirn als Ursache betrachtet worden zu sein (9 Überschrift; 10,2.17; 13,6). In einem Fall ist das Gehirn erkältet (11,2). Ein andermal ist gesagt, daß grobe Nahrung einen groben Saft erzeugt habe (9,3). Sonst ist einfach von Dyskrasie die Rede, die heiß (10,8), kalt (12,2) und trocken (13,6) sein kann.

Der Arzt behandelt den Kranken, indem er ihn am Schlafen hindert (9,19.28; 11,12). Vor allem aber werden Klistiere und Umschläge um den Kopf verordnet. In einem Fall werden dem Patienten die Hände und Füße gebunden (9,19.26).

19 b. Ḥamza Tanbīhāt 142,11 ff. Der Ausdruck fehlt in der Parallele bei Marzb. Muqtabas 330,8 ff.

Dieses Krankheitsbild stimmt mit dem überein, was die antiken Ärzte gelehrt haben[20], und wiederum kommt die Darstellung des Alexander von Tralleis (I 527–535) der rufinischen besonders nahe (vgl. im einzelnen die folgenden Bemerkungen). Aber auch aus dem Werke des Rufus selbst lassen sich Parallelen beibringen: Daß Rufus beim Lethargos an eine fiebrige Erkrankung gedacht hat, geht aus Quaest. med. 6 (p. 26,11 Gärtner)[21] und aus einem bei ar-Rāzī[22] erhaltenen Fragment hervor.

9 Überschrift: Daß der Lethargos den vorderen Teil des Gehirns affiziere, sagen auch Galen. Methodus medendi 13,21 (Bd. X 929,15 f. Kühn): γίνεται δ' ἐγκεφάλου πάσχοντος ἐν ᾧ τῆς ψυχῆς ἐστι τὸ ἡγεμονικόν und Alexander von Tralleis I 533,22 f., der von dem dem Lethargos ähnlichen Karos spricht: ὁ κάρος κατὰ τὸ ἔμπροσθεν μᾶλλον συνίσταται μέρος τῆς κεφαλῆς.

9,12: Vgl. Hipp. De affectionibus internis 20 (Bd. VII 216,19 ff. Littré): ἀλλὰ χρὴ ... μέλιτι καὶ οἴνῳ γλυκεῖ καὶ ἐλαίῳ νίτρου ὁκόσον οἰὸς ἀστράγαλον παραμίξας κλύζειν. ταῦτα γὰρ τῇ φύσει τοῦ ἀνθρώπου εὐμενέστατα ἐς τὸν κλυσμόν.

9,14: *šaḥm al-ḥanẓal* entspricht ἡ ἐντεριώνη [τοῦ καρποῦ] τῆς κολοκυνθίδος bei Diosc. Mat. med. IV 176 (Bd. II 326,3 Wellm.), wo dieses Mittel auch zum Abführen des Phlegmas verwendet wird.

9,26: *zūfā* entspricht ὕσσωπος Diosc. Mat. med. III 25 (Bd. II 35,10 ff. Wellm.).

9,30: Das in diesem neunten Krankenbericht in den Paragraphen 20, 29, 30, 33, 37 und 40 erwähnte Bibergeil, arab. *ğundbīdastar* (zur Etymologie vgl. Paul Kraus, Jābir ibn Ḥayyān. Contribution à l'histoire des idées scientifiques dans l'Islam, Vol. II, Le Caire 1942, p. 70 Anm. 7), ist das καστόριον der antiken Autoren (vgl. auch Meyerhof zu b. Maimūn ʿUqqār nr. 79). Rufus verwendet es hier vermutlich, da es die Eigenschaft hat, die Lethargiker munter zu machen: ἀνακαλεῖται τοὺς ληθαργικούς (Diosc. Mat. med. II 24, Bd. I 129,11 f. Wellm.). Seine Befürchtung, es könne das Fieber aufflammen lassen, beruht auf der Vorstellung, daß es eine erwärmende Wirkung habe: καὶ καθόλου θερμαντικὴν ἔχει τὴν δύναμιν (Diosc. ib., p. 129,15 f. Wellm.). Bei Galen, De simpl. med. XI 15 (Bd. XII 339,16 ff. Kühn) heißt es unter anderem, daß das Kastoreum für den kalten Körper gut sei, da es Wärme spende, und daß es besonders angezeigt sei, wenn der Patient kein Fieber habe, daß es aber auch bei leichtem Fieber (χλιαρὸς πυρετός), wie es vor allem bei kataphorischen und lethargischen Zuständen vorkomme, geeignet sei. Daß im vorliegenden Fall das Fieber nur leicht war, geht aus den Paragraphen 17, 21, 24, 30 und 35 hervor.

10,2: In den §§ 2, 5, 6, 11, 14, 15, 16 und 17 ist betont, daß bei dieser Lethargie das Gehirn viele Feuchtigkeiten *(ruṭūbāt)* enthielt, die herabrannen. Damit stimmt die Behauptung Galens überein: ἡνίκα δ' ἂν ὑπὸ πολλῆς ψυχρᾶς ὑγρότητος βαρύνηται, τὸν ἐν κώμασί τε καὶ ληθάργοις ὕπνον ἐπιφέρει: Galen. De symptomatum causis I 8 (Bd. VII 143,8 ff. Kühn).

20 Puschmann zu Alex. I 144–147.

21 Dazu Kommentar p. 53.

22 Rāzī Ḥāwī 1,191,12 ff. = Fragment nr. 139 (p. 462,18 ff. D.-R.)

10,3: Mit dem Wort *šauṣa* (auch *šūṣa* vokalisiert) wird eine nicht genau definierte Krankheit bezeichnet. Nach ibn Wāfid, bei Dozy Suppl. I 803a, ist es eine Geschwulst des Zwerchfells, bei der der Schmerz bis zu den Schlüsselbeinen ausstrahlt. Nach ibn Sīnā (Qānūn I 400,35) ist die *šauṣa* eine Geschwulst in den Membranen, Häuten und Muskeln des Thorax. Er nennt sie im Verein mit *birsām* und *ḏāt al-ǧanb*. Ibn Manẓūr (Lis. 7,50b 4ff.) spricht von einem Wind, der sich zwischen den Rippen festgesetzt hat und als stechender Schmerz empfunden wird. Im großen ganzen wird die Übersetzung „Rippenfellentzündung" das Richtige treffen. Vgl. zu dem Wort noch Balāḏ. Futūḥ 417,9 = Ṭab. Taʾrīḫ II 2, 1082,11; Rāzī Ḥāwī 1,219,6.

10,7: Bei dieser Lethargie versuchen die anderen Ärzte, den Patienten zum Niesen zu bringen. Das ist eine Maßnahme, die auch Galen anrät: καὶ μὲν δὴ καὶ πάθη τινὰ τῶν κατὰ τὸν ἐγκέφαλον συνισταμένων, οἷα μάλιστά ἐστι τὰ ληθαργικὰ καὶ καρώδη, καὶ διὰ τῶν πταρμικῶν οὐχ ἥκιστα θεραπεύεται φαρμάκων: Galen. De instrumento odoratus 6 (Bd. II 883,7ff. Kühn).

10,12: *wa-kuntu ʿalā an afʿala ḏālika awwala yaumin:* Zu der Konstruktion *kāna ʿalā an* „im Begriff sein, zu..." vgl. WKAS I 455a 27ff.

11,9: Verbrannte Haare (τρίχες κεκαυμέναι) haben nach Galen. De simpl. med. 11,1,30 (Bd. XII 349,6ff. Kühn) erwärmende und trocknende Wirkung. Alexander von Tralleis (I 531,1) verordnet Bibergeil oder verbranntes und in Essig zerriebenes Menschenhaar.

11,9: Die besonders feurige (πυρωδέστατον) Eigenschaft des Euphorbium hebt Rufus, De purgantibus remediis 117 (Orib. Coll. med. I 237,23 Raeder), hervor.

11,13: *Kundus* (s. WKAS I 379a 27ff.) habe ich mit „Seifenkraut" übersetzt. Zugrunde liegt wahrscheinlich τὸ στρούθιον, denn es gibt zu unserer Stelle eine genaue Parallele bei Alexander von Tralleis (I 531,4), der das στρούθιον, wie Rufus, zusammen mit Bibergeil, Pfeffer und Euphorbium nennt.

12,4 und 5: Beachte die genaue Parallele bei Alex. Trall. I 529,3ff.: „Wenn sich nicht nur Schleim, sondern auch Galle im Kopfe befindet, werden die Krankheitssymptome einen gemischten Charakter zeigen ... Die Kranken bewegen ihre Hände, als ob sie etwas betasten und nicht festhalten könnten" (καὶ τὰς χεῖρας κινοῦσιν, ὥσπερ ψηλαφῶντές τινα καὶ αὐτὰ σχεῖν οὐ δυνάμενοι).

XIV–XVI

In den Geschichten 14 und 15 sind drei Fälle von Epilepsie beschrieben, bei denen der Akzent auf der kalten, von den Extremitäten her aufsteigenden Aura liegt (14,2; 15,4.6). Dementsprechend besteht die Therapie im Abbinden der Gliedmaßen (14,9. 12.17.20; 15,5.10), womit verhindert werden soll, daß die Kälte bis in das Gehirn vordringt. Unterstützt wird diese Maßnahme dadurch, daß der Arm oder das Bein erwärmt und massiert (14,21.24; 15,5.7.11) und daß gleichzeitig der Kopf mit geeigneten Ölen eingesalbt und erwärmt wird (14,4.6.15; 15,8.11). All das ist aus der antiken Medizin bekannt. Es ist von Galen, Philumenos, Aretaios, Alexander von Tralleis und anderen beschrieben worden[23].

Einer anderen Form der Epilepsie begegnen wir in der 16. Geschichte. Hier liegt die Ursache der Krankheit in einer Verzögerung der Nahrungsaufnahme. Das führt zu einem groben Saft im Magen (§ 2), der in einen schwarzgalligen Saft (§ 7) übergeht und melancholische Erscheinungen zeitigt. Es treten Schwindelgefühl, Kurzatmigkeit und schließlich Epilepsie auf (§ 3). Dementsprechend ist die Therapie ganz auf diätetische Maßnahmen abgestellt.

Daß Melancholie und Epilepsie ineinander übergehen können, ist bei Hippokrates, Epid. VI 8,31 (Bd. V 354f. Littré), konstatiert: οἱ μελαγχολικοὶ καὶ ἐπιληπτικοὶ εἰώθασι γίνεσθαι ὡς ἐπὶ τὸ πουλύ, καὶ οἱ ἐπίληπτοι μελαγχολικοί· τουτέων δὲ ἑκάτερον μᾶλλον γίνεται, ἐφ' ὁπότερα ἂν ῥέψῃ τὸ ἀρρώστημα, ἢν μὲν ἐς τὸ σῶμα, ἐπίληπτοι, ἢν δὲ ἐπὶ τὴν διάνοιαν, μελαγχολικοί[24].

14,18: Die stark erwärmende Wirkung des ὀποβάλσαμον hebt Diosc. Mat. med. I 19,4 (Bd. I 25,17 Wellm.) hervor: ὁ ὀπὸς θερμαντικώτατος ὤν.

15,2: *mušṭ al-yad* entspricht τὸ μετακάρπιον. Es ist die Mittelhand, d.h. der Teil zwischen den Fingern und dem Unterarme. Zu dem Ausdruck *mušṭ al-yad* vgl. Zahrāwī Taṣrīf 30,133,3, zu *mušṭ al-kaff* ib. 753,2. Bei Laqīṭ 2,41 heißt es: *ʿalā amšāṭi arǧulikum*. Bei Muqd. Taqāsīm 444 ult. f. lesen wir von einem Bildnis Šāpūrs, daß sein Mittelfuß (= Rist = Metatarsus, *mušṭ riǧlihī*) dreizehn Spannen betragen habe.

16,4 (= 18,10): *Al-iyarağ al-muttaḫad̲ bi-šaḥm al-ḥanẓal: Šaḥm al-ḥanẓal* entspricht ἡ ἐντεριώνη τῆς κολοκυνθίδος Diosc. Mat. med. IV 176 (Bd. II 326,3ff. Wellm.); die Hiera ist ἡ ἱερὰ ἡ διὰ κολοκυνθίδων, deren Zusammensetzung bei Galen. De remediis parabilibus I 2 (Bd. XIV 327,13ff. Kühn) beschrieben ist. Sie hat nach unserem Text die Wirkung, das Phlegma abzuführen. Rufus spricht von dieser Hiera in der Schrift De podagra 19,6 (p. 267,10ff. D.-R.), im Zusammenhang mit der Epilepsie (bei Aetios, p. 361,12f. D.-R.) sowie an mehreren anderen Stellen seines Œuvres, s. Index D.-R. p. 671 s. v. *Remède sacré de Rufus*.

16,4: Daß Epilepsie auf einem Übermaß an Phlegma beruht, ist eine im Altertum geläufige Anschauung, vgl. Temkin Falling Sickness p. 4 und 53f. (Hipp. De morbo sacro), 56 (Praxagoras und Diokles), 59 (Aretaios von Kappadokien) und 70f. (Galen).

16,10: *ḫubz samīd̲* „feines Weißbrot" entspricht offenbar dem ὁ ἐκ τῆς σεμιδάλεως ἄρτος bei Diosc. Mat. med. II 85,1 (Bd. I 169,4ff. Wellm.). Über das „Semidalis-Brot" spricht auch Galen. De alimentorum facultatibus I 2,5 (p. 218,24ff. Helmreich), deutsche Übs. Beintker-Kahlenberg, Bd. III, Stuttgart 1948, p. 28f. Die in den §§ 10 und 23 erwähnte Diät verschreibt auch Galen. De locis affectis V 6 (Bd. VIII 340,7f. Kühn) einem zwanzigjährigen Epileptiker, dessen Krankheit vom Magenmund ausging und von der Galle herrührte: τρίτης δ' ὥρας ἢ τετάρτης ἄρτον ἐπιμελῶς

23 Puschmann zu Alex. I 138–144; Temkin Falling Sickness 63f., 70, 122.

24 Vgl. auch Temkin Falling Sickness p. 21, 35, 54f.

ἐσκευασμένον προσφέρεσθαι. Möglicherweise hat Galen sich die Erfahrungen des Rufus zu eigen gemacht.

16,20: *Iyārağ fīqrā* ist die ἱερὰ πικρά, die auch von arabischen Ärzten oft erwähnt wird, s. Ullmann Medizin 296.

16,23: Rufus mißt den Lebensgewohnheiten des Patienten große Bedeutung zu, damit ganz in hippokratischer Tradition stehend (vgl. ausführlich das Kapitel „Individualität und Gewohnheit" bei Gärtner Fragen p. 59ff.).

XVII

Istirḫā' entspricht dem Ausdruck παράλυσις bei Galen. De consuetudinibus 12,5 Schmutte (in der Übersetzung des Ḥubaiš). Unser Bericht wird auf das genaueste durch die Beschreibung, die Alexander von Tralleis (I 575ff.) von der Parese (πάρεσις) = Paralyse gibt, erläutert. Alexander definiert die Parese als Empfindungs- und Bewegungslosigkeit (ἀναισθησία καὶ ἀκινησία) der leidenden Teile. Er betont, daß man erkennen müsse, von welchem Wirbel oder Nerven die Krankheit ausgehe (hier §§ 3, 9, 14). Seite 577,9 spricht er davon, daß eine heiße und trockene Beschaffenheit der Säfte die Ursache für die Paralyse sein kann (hier § 8). Daher sind die erwärmenden Mittel, die die anderen Ärzte in unserem Bericht anwenden (§ 11), fehl am Platz. Man muß nach Alexander (ib. Z. 19) solche Mittel verordnen, die Kälte und Feuchtigkeit schaffen, und das tut Rufus in den §§ 13 und 14. Und wenn Rufus in § 17 „gemischten Wein" empfiehlt, so entspricht das Alex. Trall. 585,7, der nur „wässrigen Wein" (οἶνος ὑδατώδης) zuläßt. Vgl. zu weiterem noch Puschmann zu Alex. p. 136–138.

XVIII

Der 18. Bericht handelt über Gelenkschmerzen. Im Arabischen heißt es nur *wağa' al-mafāṣil,* und es ist nicht gesagt, welche Gelenke betroffen sind. Es kann aber kaum Zweifel darüber herrschen, daß im Griechischen der Ausdruck ποδάγρα gestanden hat, denn Rufus hat in seiner Schrift De podagra auch die Gelenkschmerzen an den Händen und oberen Gliedern (p. 253,8 D.-R.) mitbehandelt. Inhaltliche Parallelen bestehen auch mit dem Podagra-Kapitel bei Alexander von Tralleis. Der Sache nach ist die Arthritis gemeint.

Der Patient in unserer Geschichte spürt ein Prickeln in den Gelenken, dem nach einer Stunde Hitze und eine Rötung folgen. Er glaubt daher, daß die gelbe Galle die Ursache seiner Erkrankung sei. Er führt die Galle ab und legt kühlende Mittel auf das schmerzende Glied. Diese Ansichten und Maßnahmen stehen in Übereinstimmung mit der Lehre des Alex. Trall. II 501,20ff., nach der es vier Formen des Podagra gibt, je nach den vier Säften, die es hervorrufen. Bei der durch die (gelbe) Galle bedingten Form bildet sich keine deutliche Geschwulst an den Gelenken, jedoch spürt der Kranke Glut und Hitze, und das schmerzende Glied sieht rotgefärbt aus. Der Patient empfindet kühlende Mittel als angenehm (Alex. Trall. II 503,12ff.).

18,2: *Al-baqla al-ḥamqāʾ*, in nachklassischer Syntax hier *baqlat al-ḥamqāʾ* konstruiert (vgl. Brockelmann, GvG II, § 132b, p. 208f.; J. Blau, A Grammar of Christian Arabic § 239, p. 359f.), ist der Portulak, *Portulaca oleracea* L., ἡ ἀνδράχνη. Die Anwendung des Portulaks steht hier völlig im Einklang mit Galen. De simpl. med. VI 1,43 (Bd. XI 830,11ff. Kühn), wonach er ein kaltes und wäßriges Temperament hat und auch etwas Herbheit besitzt. Deshalb drängt er gallige und warme Flüsse (ῥεύματα χολώδη καὶ θερμά) zurück.

18,10: Rufus, De podagra 19,6 (p. 267,10ff. D.-R.) sagt von der mit Koloquinthenmark hergestellten Hiera „maximum autem ego scio et manifestum adiutorium ad arthriticos esse".

XIX–XXI

Die letzten drei Berichte unserer Sammlung gelten der Angina, συνάγχη oder κυνάγχη, arab. *ḫunāq*. Die Angina, so sagt unser Autor, ist letal, wenn weder Hals noch Gaumen gerötet sind und wenn weder äußerlich noch innerlich eine Geschwulst in Erscheinung tritt (19,1; 20,6; 21,1.2). Das stimmt völlig mit der hippokratischen Lehre in der Schrift De victus ratione in morbis acutis, App. 6 (Bd. II 414,6ff. Littré) überein, wo diese Art der Angina als besonders gefährlich und ausweglos (δεινότερα καὶ ἀφυκτότερα ἐστί) bezeichnet ist. Vgl. auch Hipp. Prognostica 23 (Bd. II 176,2ff. Littré). Derselbe Sachverhalt ist in den Aphorismen VI 37 (Bd. IV 572,3f. Littré/p. 57,3f. Tytler) positiv ausgedrückt: ὑπὸ κυνάγχης ἐχομένῳ οἰδήματα γενέσθαι ἐν τῷ βρόγχῳ ἔξω, ἀγαθόν.

In allen drei Berichten ist der Aderlaß die hauptsächlichste therapeutische Maßnahme (19,3; 20,4.7; 21,4.18). Daß sie jedoch außerordentlich gefährlich ist, besonders wenn eine Ohnmacht eintritt, ist mit aller Klarheit gesagt. Genau dieselbe Ansicht vertritt Alexander von Tralleis (II 141,21ff.)[25].

21,18: Vgl. Hipp. De victus ratione in morbis acutis, App. 6 (Bd. II 412,7f. Littré): καὶ τὰς ὑπὸ τὴν γλῶσσαν φλέβας ὑποτάμνων. Ferner Galen. Ad Glauconem II 4 (Bd. XI 92 ult. ff. Kühn): οὕτως οὖν κἀπὶ τῶν συναγχικῶν τὰς ὑπὸ τὴν γλῶσσαν φλέβας τέμνομεν, ὅταν ἡμῖν τὸ μὲν ὅλον ἤδη σῶμα κενὸν ᾖ, χρονίζῃ δὲ τὸ πάθος.

21,20: Daß man bei der Angina bald zurückdrängende (ἀποκρουστικά), bald zerteilende (διαφορητικά) Mittel anwenden bzw. beide den Umständen entsprechend verbinden muß, sagt Alex. Trall. II 127,1ff.

25 Vgl. auch Puschmann zu Alex. I 179–183.